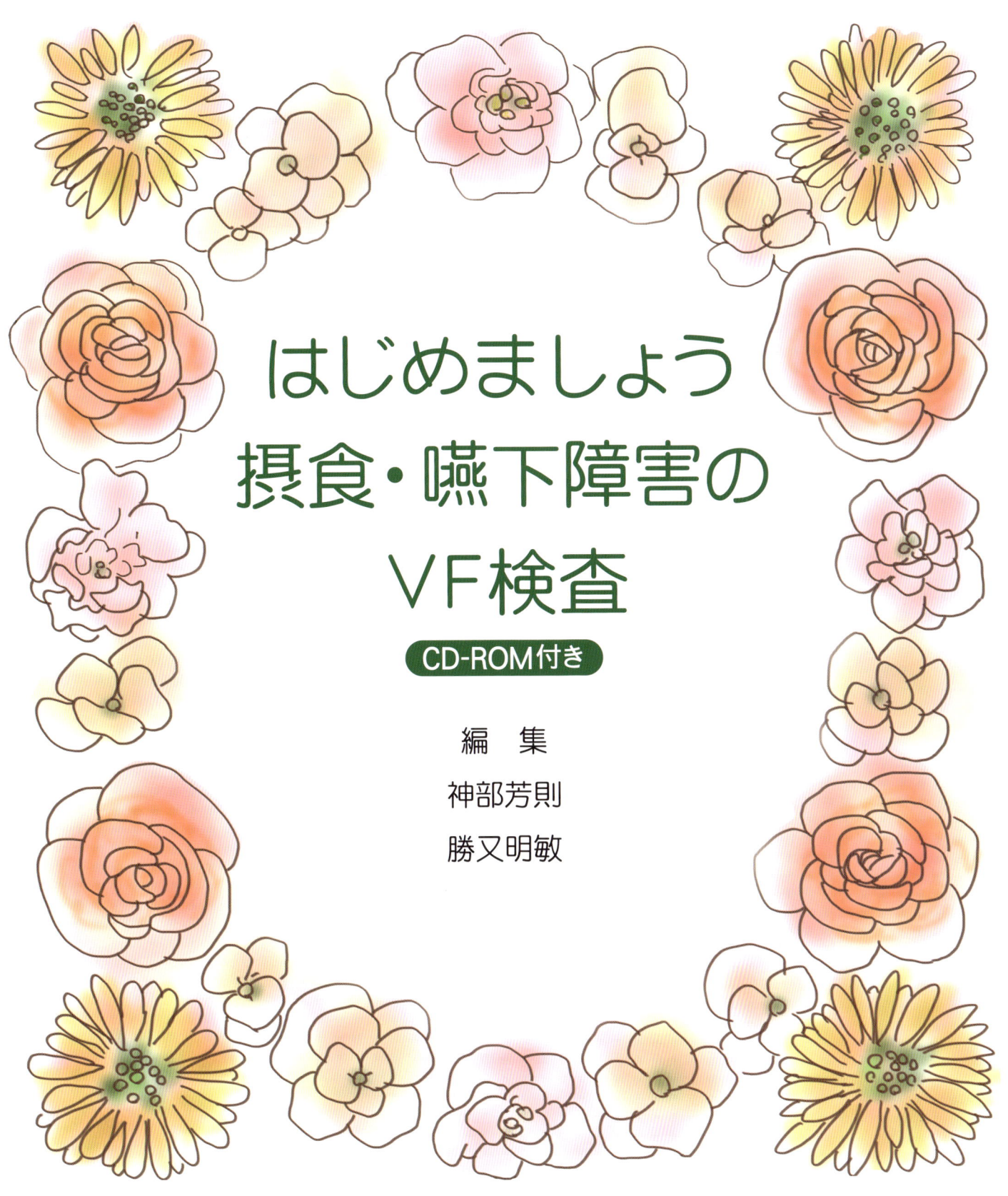

はじめましょう
摂食・嚥下障害の
VF検査

CD-ROM付き

編　集

神部芳則

勝又明敏

学建書院

執 筆 (50音順)

朝日大学歯学部歯科放射線学分野講師	飯田　幸弘
自治医科大学歯科口腔外科学講座助教	伊藤　弘人
那須赤十字病院歯科衛生士	大橋　望
朝日大学歯学部歯科放射線学分野教授	勝又　明敏
自治医科大学歯科口腔外科学講座臨床助教	佐瀬美和子
自治医科大学附属病院臨床栄養部栄養管理室長	佐藤　敏子
自治医科大学歯科口腔外科学講座教授	神部　芳則
自治医科大学附属病院摂食・嚥下障害看護認定看護師	戸田　浩司
自治医科大学附属病院中央放射線部主任診療放射線技師	春名　克義
国際医療福祉大学保健医療学部言語聴覚学科助教	平田　文
鎌ケ谷総合病院歯科口腔外科部長	星　健太郎
四街道徳洲会病院歯科口腔外科部長	松本　浩一
自治医科大学附属病院専任歯科衛生士	若林　宣江

はじめに

　口から食事をとることは，人間にとってきわめて重要な欲求の1つです．かつては，手術後や嚥下機能の衰えた患者さんに対して，経管栄養や経静脈栄養により，単に栄養素を補充するような治療が当然のように行われていました．近年，口腔ケアの重要性とともに，口から食事をとることが，単に栄養素をとるだけでなく，術後の経過や精神面なども含めた患者さんのQOLの改善に役立つことが広く受け入れられるようになりました．

　摂食・嚥下障害の原因はさまざまであり，その原因を明確にしたうえで，その原因に即した対応を考える必要があります．摂食・嚥下障害の検査のなかで，最も情報量の多い検査の1つとしてVF検査（嚥下造影検査 videofluoroscopic examination of swallowing）があります．これまで摂食・嚥下障害に関する書物は数多く出版されていますが，VF検査に関する記載はわずかであり，その検査法の手技，模擬食品の選び方，読影の要点，症例の画像など詳細な情報が求められていました．そこで，実際に摂食・嚥下障害の患者さんの診断や治療にかかわるスタッフとの議論をとおして，VF検査のマニュアルとして活用できる本書の出版にたどり着きました．

　摂食・嚥下障害をもつ患者さんの診断や治療，リハビリテーションには，医師，歯科医師のほか，看護師，歯科衛生士，言語聴覚士，管理栄養士など，さまざまなスタッフとの連携が重要です．そこで，本書は，摂食・嚥下に関する解剖学的な基本事項から，検査の具体的な手技，読影の要点，実際の症例の画像，偶発症とその対応，さらに，スタッフの役割まで，それぞれの分野で実際に活躍している方々に，より具体的で，すぐに応用できる内容で執筆をお願いしました．

　本書を，摂食・嚥下障害をもつ患者さんの診断，治療をとおして，QOLの向上に役立てていただければ幸いです．

2014年5月

神部　芳則
勝又　明敏

もくじ

貼付 CD-ROM の使い方 ……………… vii

1 摂食・嚥下と VF 検査

1. 摂食・嚥下とは〈神部芳則, 佐瀬美和子〉……………………………………… 2
2. 口腔, 咽頭, 喉頭, 食道の解剖 ………………………………………………… 2
3. 口腔相〈伊藤弘人〉 ……………………………………………………………… 6
4. 咽頭相 …………………………………………………………………………… 7
5. 食道相 …………………………………………………………………………… 7

2 嚥下造影

1. 嚥下造影（VF）検査とは〈勝又明敏〉 ………………………………………… 8
2. 嚥下造影のための模擬食品〈飯田幸弘〉 ……………………………………… 10
3. 嚥下造影の適応患者 …………………………………………………………… 16
4. 嚥下造影のための機材と操作〈春名克義〉 …………………………………… 17
5. 嚥下造影の評価方法〈飯田幸弘〉 ……………………………………………… 20
6. VF 画像の診断〈勝又明敏〉 …………………………………………………… 22

3 嚥下造影にみるパターン

1. 正常嚥下〈伊藤弘人〉 …………………………………………………………… 31
   動画①：正常嚥下 31
2. 喉頭侵入 ………………………………………………………………………… 32
3. 喉頭蓋谷残留 …………………………………………………………………… 32
4. 梨状陥凹残留 …………………………………………………………………… 33
5. 誤嚥 ……………………………………………………………………………… 33
6. 食道入口部開大不全 …………………………………………………………… 34

4 症例にみる嚥下造影

1 頭頸部疾患〈伊藤弘人〉······36
　　動画②：舌癌リハビリテーション前　36
　　動画③：舌癌リハビリテーション後　37
2 神経疾患〈松本浩一，星　健太郎〉······37
　　動画④：脳梗塞1　38
　　動画⑤：脳梗塞2　38
　　動画⑥：脳梗塞3　38
　　動画⑦：脳梗塞1　40
　　動画⑧：脳梗塞2　40
　　動画⑨：脳梗塞3　40
　　動画⑩：多発性脳梗塞　42
　　動画⑪：認知症，廃用症候群　43
　　動画⑫：右小脳・延髄梗塞　44
　　動画⑬：進行性核上性麻痺　45
　　動画⑭：脊髄性進行性筋萎縮症　46
　　動画⑮：パーキンソン症候群　47
　　動画⑯：多系統萎縮症　48
3 消化器疾患〈伊藤弘人〉······49
　　動画⑰：食道癌　49
4 その他（障害児・者）〈飯田幸弘〉······50
　　動画⑱：健常成人の嚥下1（うどん）　51
　　動画⑲：健常成人の嚥下2（とろみ水）　51
　　動画⑳：健常成人の嚥下3（プリン）　51

5 VF検査とVE検査の比較

1 VF検査〈飯田幸弘〉······57
2 VE検査〈伊藤弘人〉······59

6 検査に際してのスタッフの役割

1 検査前の簡易検査と口腔ケア〈若林宣江〉・・・・・・・・・・・・・・・・・・・・・・・・・・・・・・・62
2 嚥下障害の診断がついた場合の口腔ケア〈大橋　望〉・・・・・・・・・・・・・・・・・・・・70
3 VF検査と言語聴覚士のかかわり〈平田　文〉・・・・・・・・・・・・・・・・・・・・・・・・・・・76
4 VF検査食（模擬食品）のレシピと
　嚥下障害患者の食事形態のポイント〈佐藤敏子，若林宣江〉・・・・・・・・・・・・・・・82
5 VF検査前の病棟看護師の役割〈戸田浩司〉・・・・・・・・・・・・・・・・・・・・・・・・・・・・86

7 検査に際しての偶発症とその対応〈伊藤弘人〉・・・90

索　引・・・・・・・・・・・・・・・・・・・95

貼付 CD-ROM の使い方

【使用方法】
・CD-ROM を開き，「index.html」をダブルクリックします．
・「トップ画面」が表示されたら，タイトルまたは目次名をクリックすると，収録動画の「一覧画面」が表示されます．
・閲覧したい動画のサムネイルをクリックすると，別画面が開き，動画が再生されます．
※「一覧画面」から選んだ動画が再生されない場合は，[contents]＞[movie] フォルダ内の動画ファイルを直接ダブルクリックしてご覧ください．

【動作環境】
■Windows
OS：Windows Vista Home Premium/Business 日本語版，Windows 7 日本語版，Windows 8 日本語版
CPU：インテル Pentium4 または AMD Athlon64 プロセッサー
ブラウザ：InternetExplorer 8/9/10/11，Firefox 3.5 以上，GoogleChrome 最新版

■Macintosh
OS：Mac OS X v10.6.8 日本語版以降
CPU：インテルマルチコアプロセッサー
ブラウザ：Safari 3 以上，GoogleChrome 最新版

■共通
1GB 以上のシステムメモリ
1,024×768 以上の画面解像度をサポートするディスプレイ
CD/DVD-ROM ドライブ
MP4 形式の動画の再生ソフト
※上記の条件を満たしていても，ご使用のハードウェアの環境およびソフトウェアの構成によっては，正常に動作，表示されない場合があります．

【著作権および本製品の使用上の注意】
・本製品の著作権・出版権は，株式会社学建書院に帰属します．
・著作権者の許可なく本 CD-ROM の賃貸，譲渡，頒布することを禁じます．
・本製品に収録されている写真，文字，図版データ，または関連情報について，複製，公衆送信（送信可能化を含む）および改変などは一切できません．また，本製品をネットワークサーバに複製し，ネットワークを介して利用することはできません．
※ Microsoft，Windows，Windows Vista，Windows 7，Windows 8 は，米国 Microsoft Corporation の米国およびその他の国における登録商標または商標です．
※ Macintosh，Mac，Mac OS および OS X は，米国およびその他の国で登録された米国 Apple Computer, Inc. の商標です．
※その他の会社名，製品名は，各社の商標または登録商標です．

1 摂食・嚥下とVF検査

摂食・嚥下について解剖学的構造，生理的機序について解説し，さらに，正常な口腔相，咽頭相，食道相を，嚥下造影（VF）画像を用いて解説します．

1 摂食・嚥下とは

　口から物を食べ，飲み込む一連の動作を，摂食・嚥下といいます．この一連の動きは，次の5つのステージに分類されます．

1. 目で食べ物を認知する**先行期**
2. 食べ物を口に取り込む**準備期**
3. 咀嚼し，食塊を後方に送り込む**口腔期**
4. 食べ物が咽頭を通過する**咽頭期**
5. 食べ物が食道を通過する**食道期**

　このステージの1つ，あるいは複数が，何らかの原因で機能しなくなった状態を，摂食・嚥下障害といいます．
　摂食・嚥下障害の原因はさまざまであり，口腔や咽頭の炎症，腫瘍によって食べ物の通過が障害される器質的原因，神経障害などによって神経や筋肉が正常に動かないために生じる機能的原因，さらに，拒食症，過食症などの心理的原因もあります．また，口腔癌の術後，とくに，再建術を行った場合などは，これらの原因が複合的に作用することもあります．

　摂食・嚥下障害の場合，その原因がどこにあるのか明確にする必要があります．摂食・嚥下機能を客観的に評価し，その結果にしたがって，それぞれの患者さんに適した食事の形態や摂取の方法，リハビリテーションの方法が決定されます．

　摂食・嚥下障害の検査には，さまざまな方法があります．そのなかでも一般的な検査がVF検査(嚥下造影検査 videofluoroscopic examination of swallowing)と，VE検査(嚥下内視鏡検査 videoendoscopic examination of swallowing)です．とくに，VF検査は，エックス線透視下に造影剤入りの食品を摂取し，そのときの口腔，咽頭，食道の動き，食塊の動きを評価する方法で，最も情報量の多い検査法です．

　摂食・嚥下の一連の動作を理解するためには，口腔，咽頭，食道の解剖学的構造を理解する必要があります．

2 口腔，咽頭，喉頭，食道の解剖

■口　腔（図1-1, 2）

　口腔は，前方は口唇，側方は頬，上方は口蓋，下方は口底に囲まれた領域です．
　歯列と口唇・頬との間の部分を口腔前庭，歯列より内側の部分を固有口腔とよびます．後方は口蓋帆，口蓋舌弓，口蓋咽頭弓，舌根部により狭くなっており，口狭とよばれています．口腔は，口狭により咽頭と隔てられています．

■口　唇

　口唇は，口腔への入り口であり，上唇，下唇とも口輪筋によって裏打ちされています．捕食，咀嚼，嚥下，発

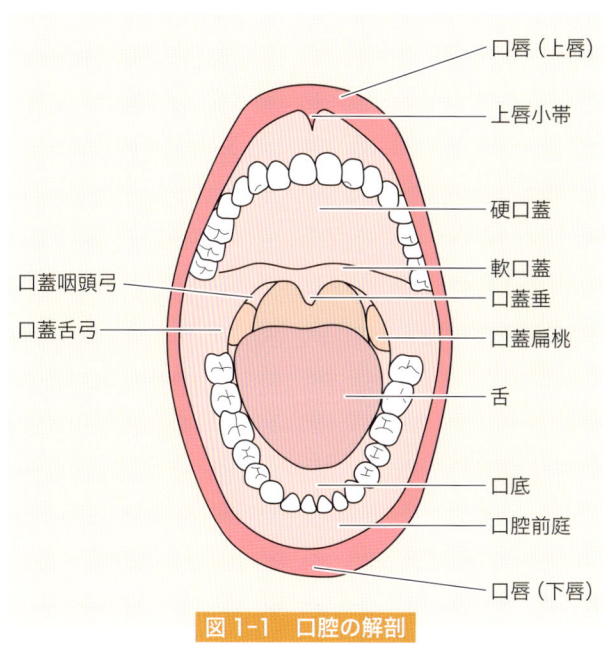

図1-1 口腔の解剖

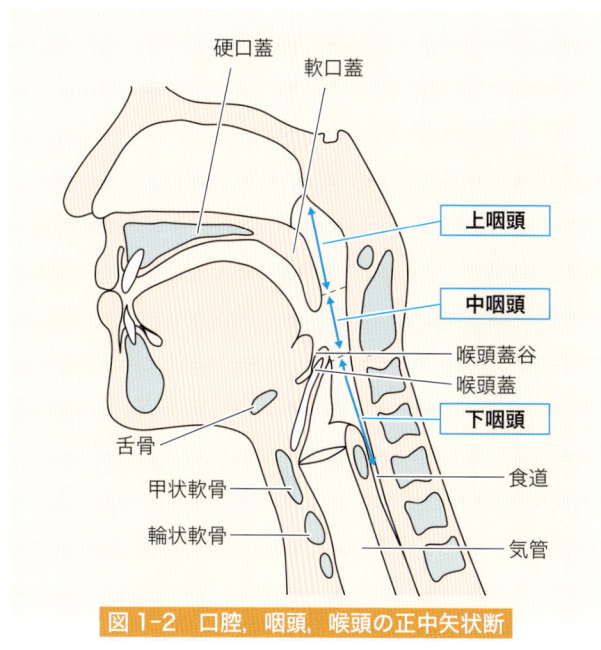

図1-2 口腔，咽頭，喉頭の正中矢状断

声において重要な機能を有します．口唇で食物を挟んで保持し，咀嚼中は口唇を閉じて食物が口からこぼれないように保持します．また，嚥下時に口唇を閉じることで嚥下圧を高め，食塊を移送しやすくしています．

■口　蓋（図1-1, 2）

口蓋は，口腔の上方の境界であり，前2/3は硬口蓋，後1/3は軟口蓋とよばれます．硬口蓋から軟口蓋にかけて，粘液分泌腺である口蓋腺が多数存在しています．軟口蓋は口蓋垂筋，口蓋帆張筋，口蓋帆挙筋，口蓋咽頭筋，口蓋舌筋からなり，口蓋帆張筋と口蓋帆挙筋が口蓋帆を拳上させ，口蓋垂筋が口蓋垂を拳上させて鼻咽腔閉鎖が行われます．口蓋咽頭筋は嚥下時に咽頭や喉頭を拳上させ，咽頭鼻部の閉鎖を助けます．口蓋舌筋は舌を拳上させ，嚥下時に口狭を狭めます．

■舌

舌は，前方2/3を舌体，後方1/3を舌根といい，舌の先端部を舌尖，上面を舌背，側方を舌縁といいます．舌の粘膜の表面には舌乳頭（糸状乳頭，茸状乳頭，葉状乳頭，有郭乳頭）があり，味覚の受容器である味蕾があります．舌は横紋筋からなり，舌の外部の骨から起こって舌に停止する外舌筋（オトガイ舌筋，舌骨舌筋，茎突舌筋，口蓋舌筋）と，舌の内部に限局する内舌筋（上縦舌筋，下縦舌筋，横舌筋，垂直舌筋）があります．舌の運動は，舌下神経により支配を受けています．

■舌骨，舌骨上筋群，舌骨下筋群（図1-3）

舌骨は喉頭上端の直上にあり，ほかの骨とは分離独立したU字形の小骨です．舌骨より上方の筋群を舌骨上筋群，舌骨より下方の筋群を舌骨下筋群といいます．舌骨上筋群には顎二腹筋，茎突舌骨筋，顎舌骨筋，オトガイ舌骨筋があります．顎二腹筋の前腹は下顎骨から，後腹は乳様突起から起こり，中間腱を介して舌骨体に停止します．茎突舌骨筋は茎状突起から起こり，舌骨大角に停止します．顎舌骨筋は下顎骨体から起こり，舌骨体に停止します．顎二腹筋前腹と顎舌骨筋は下顎神経（三叉神経），顎二腹筋後腹と茎突舌骨筋は顔面神経，オトガイ舌骨筋は舌下神経の支配を受けています．舌骨を固定した状態で作用すると，下顎骨を引き下げる開口筋として働き，下顎骨を固定した状態で作用すると舌骨を拳上させて嚥下運動に関与します．舌骨下筋群には胸骨舌骨筋，

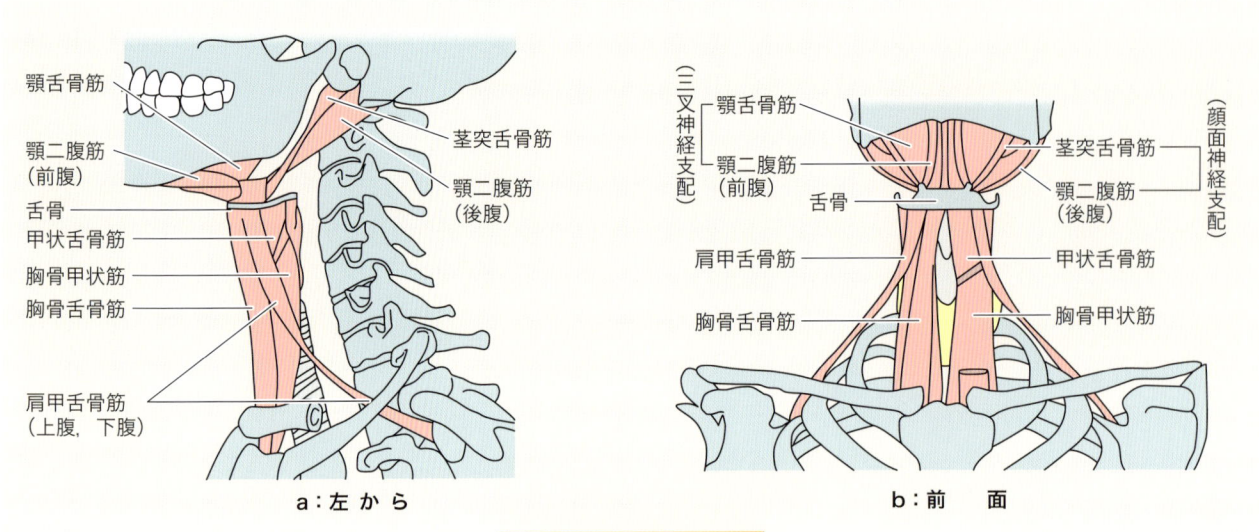

図1-3　舌骨と舌骨筋群

肩甲舌骨筋，胸骨甲状筋，甲状舌骨筋があります．甲状舌骨筋は甲状軟骨から起こり，舌骨体に停止し，舌骨を固定した状態で作用すると，甲状軟骨を前上方に引き上げ，嚥下運動に関与します．

■咀嚼筋群

　咀嚼筋群は4つの筋（咬筋，側頭筋，内側翼突筋，外側翼突筋）からなり，すべて下顎神経（三叉神経）の支配を受けます．咬筋は頰骨弓から起こり，下顎角の外側面に停止し，下顎骨を挙上させます．側頭筋は側頭骨から起こり，下顎骨筋突起に停止し，下顎骨を挙上させるとともに，後退させます．内側翼突筋は蝶形骨の翼状突起から起こり，下顎角の内側面に停止し，下顎骨を挙上させます．外側翼突筋は蝶形骨の大翼と翼状突起から起こり，下顎骨関節突起前面に付着し，下顎骨を前方に引きます．片側が働けば対側に動き，両側が働けば開口します．

■咽　　頭（図1-4）

　咽頭は，鼻腔・口腔と食道・喉頭との間にある囊状の管であり，上咽頭収縮筋，中咽頭収縮筋，下咽頭収縮筋から構成されます．上咽頭と中咽頭は軟口蓋で分けられ，中咽頭と下咽頭は舌骨上縁で分けられます．上咽頭

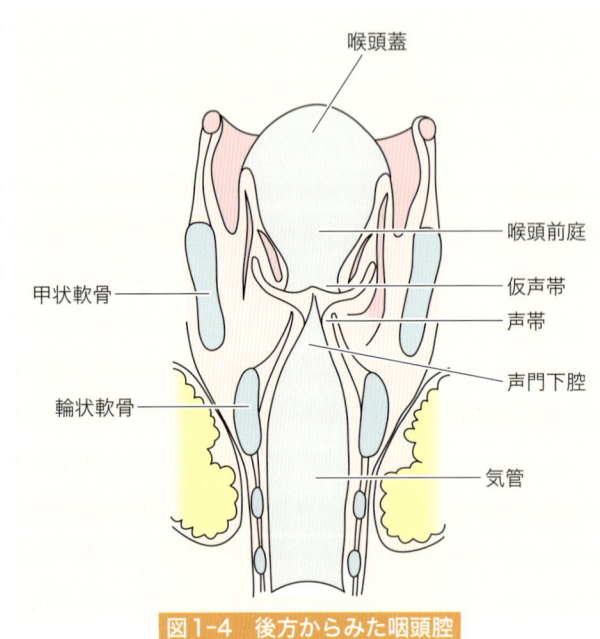

図1-4　後方からみた咽頭腔

は鼻腔と交通し，中咽頭は口腔と交通し，下咽頭は喉頭口と連絡しています．喉頭口の両側には梨状陥凹という深い凹みがあり，食物の通路となっています．嚥下反射時に舌根部と咽頭後壁が接触し，咽頭が前上方へ挙上し，輪状咽頭筋が弛緩することで食道入口部が開大し，食塊を食道へと送りこみます．

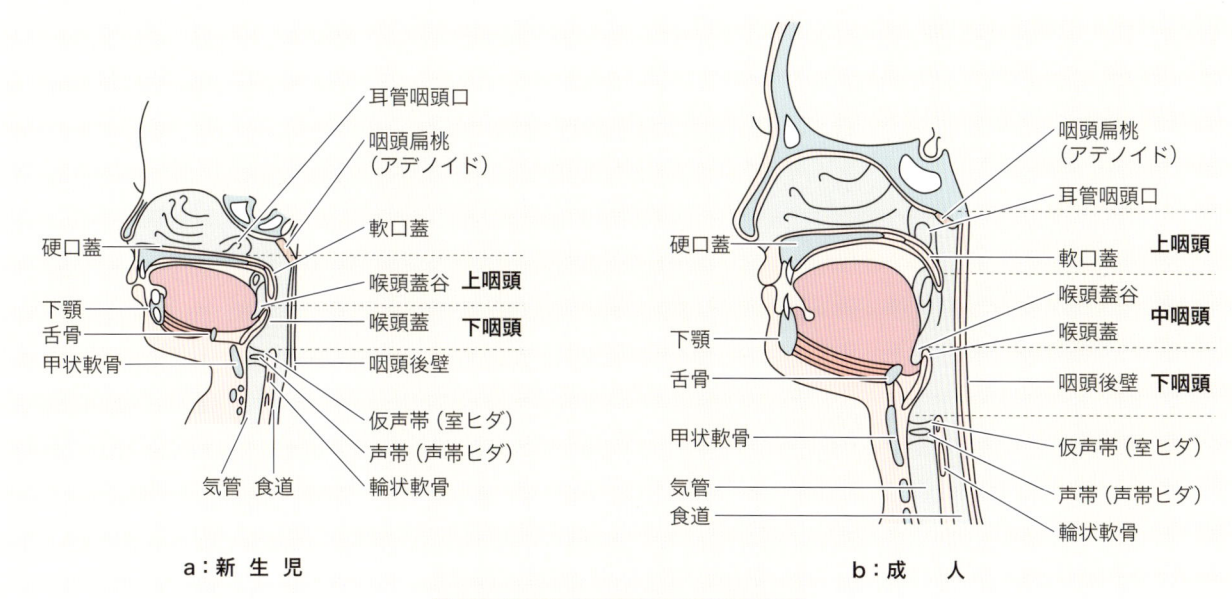

図1-5 乳幼児と成人の解剖の違い

● 喉　頭

　喉頭は，気管の上端に位置する管状の器官です．喉頭の入り口を喉頭口といい，喉頭の最上部にあるのが喉頭蓋で，喉頭蓋と舌根の境界部にある楔状の陥凹を喉頭蓋谷といいます．喉頭は嚥下時に前上方に挙上し，声門を閉鎖して誤嚥を予防するとともに，発声器としての役目もあります．喉頭蓋の側縁から披裂軟骨の上端へ向かって披裂喉頭蓋ヒダが走り，喉頭口を挟んでいます．喉頭腔の真ん中に前後に走る上下2対のヒダがあり，下内側にある1対が声帯で迷走神経の枝の反回神経に支配されます．声帯の間を声門裂といい，声帯と声門裂を合わせて声門とよびます．声帯の上外側にあるもう1対のヒダを仮声帯といいます．喉頭口から仮声帯までを喉頭前庭といい，仮声帯と声帯の間を喉頭室といいます．声帯の下方は声門下腔とよばれ，気管へとつづきます．

● 食　道

　咽頭の下方に位置する約25cmの管腔組織であり，喉頭の輪状軟骨の下縁から横隔膜の食道裂溝を通り，胃へとつづきます．食道は頸部食道，胸部食道，腹部食道の3つの部分に分けられます．食道入口部から胸骨上縁までを頸部食道，胸骨上縁から横隔膜貫通部までを胸部食道，横隔膜貫通部から食道胃接合部までを腹部食道といいます．食道には，第1狭窄部（食道入口部），第2狭窄部（気管分岐部），第3狭窄部（横隔膜貫通部）の3か所の生理的狭窄部があります．第1狭窄部は上括約筋があり，嚥下運動に伴ってのみ開きます．食道の上半部は横紋筋，下半分は平滑筋で，食塊は筋層の蠕動運動によって運ばれます．上半部が横紋筋であることから，ゲップや食道発声が可能となります．

● 乳幼児と成人の解剖の違い（図1-5）

　乳幼児は，成人と比較して下顎が小さく，後退しており，舌，軟口蓋，喉頭の大きさが相対的に大きくなっています．口腔内は舌でみたされ，口底，口蓋に同時に接触しています．哺乳時に陰圧になりやすいように，頬の内側には厚いビシャの脂肪床があるため，さらに口腔は狭くなっており，口蓋には吸啜窩といわれる凹みがあります．喉頭の位置は成人に比べて高く，乳児期はC3，C4ですが，5歳までにC6に下行し，成人ではC7へと下降していきます．喉頭蓋の先端と軟口蓋が接触しているため，鼻呼吸になりやすく，哺乳時には呼吸を停止しないで飲むことができます．

3 口腔相

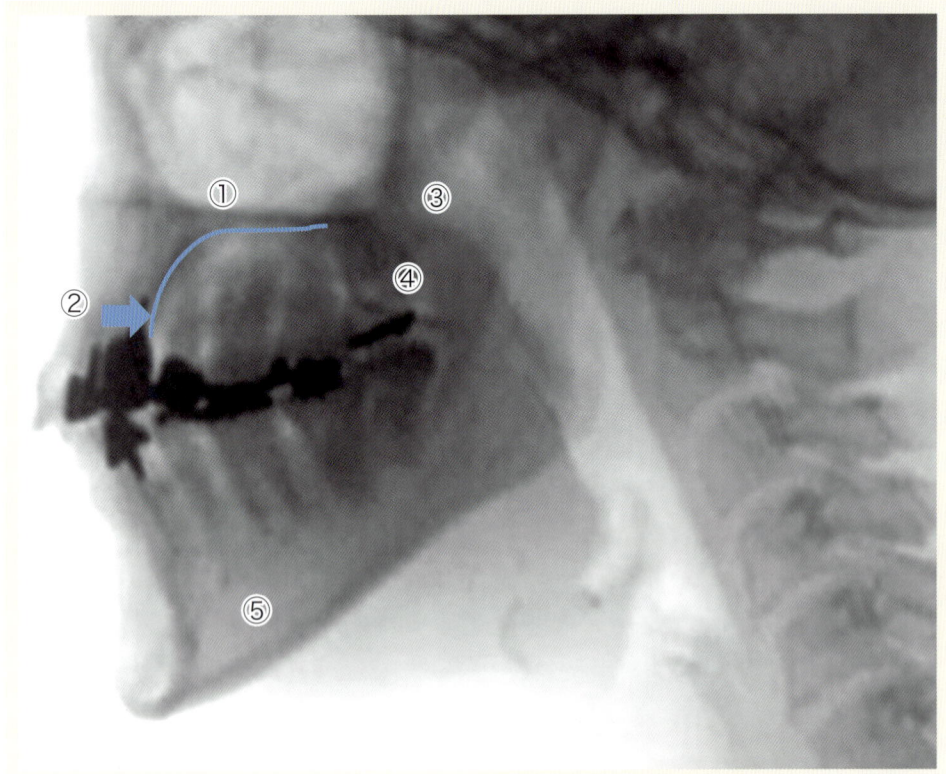

① 硬口蓋
② 舌
③ 軟口蓋
④ 食塊
⑤ 下顎骨

図1-6　VF検査にみる口腔相

　咀嚼によって形成された食塊は，舌の運動によって口唇から舌根に移送されます（**図1-6**）．これは，随意的にコントロールされています．VF検査によって観察できる口腔相の画像は次のとおりです．

■ 舌の動き
　前後・上下運動が観察できます．また，口蓋との接触の様子が観察できます．

■ 軟口蓋の挙上
　食塊が形成され，舌根に移送されるタイミングで軟口蓋が上方に挙上されるのが観察できます．

■ 鼻咽腔閉鎖
　軟口蓋が挙上されると同時に，鼻咽腔が閉鎖された状態を観察できます．食塊は閉鎖された鼻咽腔を通過し，咽頭相に向かって下降していきます．

4 咽頭相

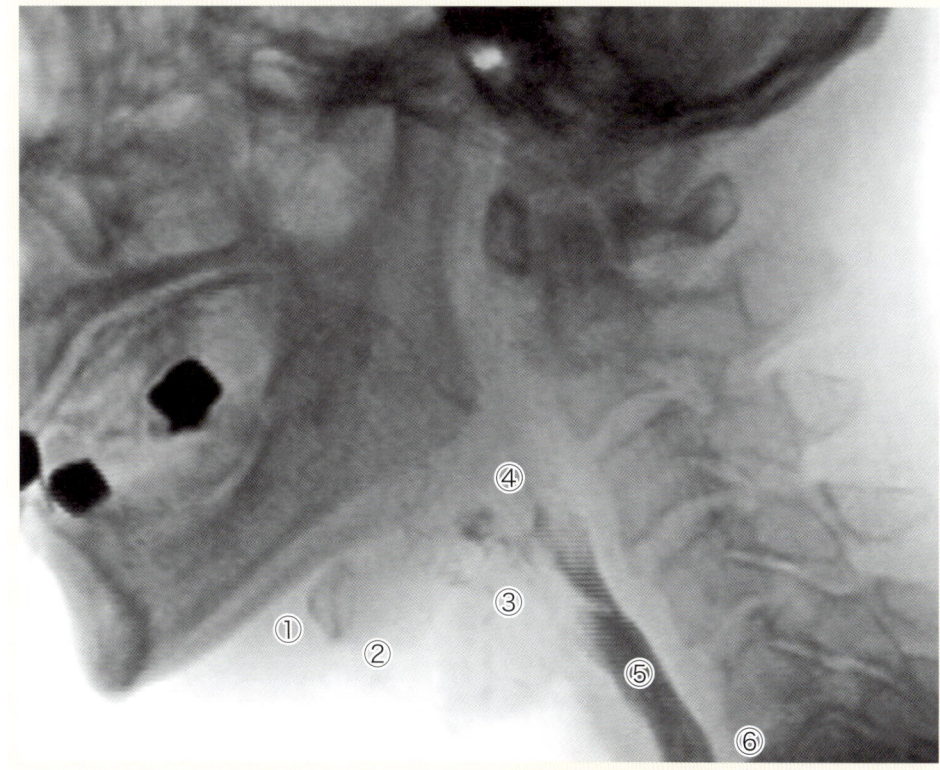

① 下顎骨
② 舌骨
③ 喉頭蓋の閉鎖
④ 咽頭腔の狭小
⑤ 食塊通過
⑥ 食道

図1-7 咽頭相から食道相

舌根を通過した食塊は咽頭相（図1-7）に入ります．咽頭相は，食塊が咽頭から食道に入るまでの時期になります．これが，嚥下反射という不随意運動です．VF検査によって次の像が観察されます．

● 舌骨の動き
下顎骨の下縁下方に舌骨が観察されます．嚥下と同時に，舌骨が上方に移動するのが確認できます．

● 咽頭前壁・後壁の運動
食塊が咽頭を通過する際に，咽頭後壁の蠕動が起こり，咽頭前壁との距離が狭小される像が観察されます．正常な嚥下運動であれば，ここから一気に食道相へ食塊が移送されます．

● 喉頭蓋の閉鎖
食塊が喉頭蓋に近接すると，喉頭蓋は後方に倒れ込み，その上を食塊が通過する像が観察できます．

5 食道相

咽頭相を通過した食塊が食道入り口に到達すると，蠕動運動が始まり，胃に向かって進んでいく像が観察されます（図1-7）．これは，不随意運動によるものです．

2 嚥下造影

嚥下造影（VF）検査について，VFとは何か，目的，対象患者，検査方法，検査機材と撮影，保存方法，評価方法について解説します．

1 嚥下造影（VF）検査とは

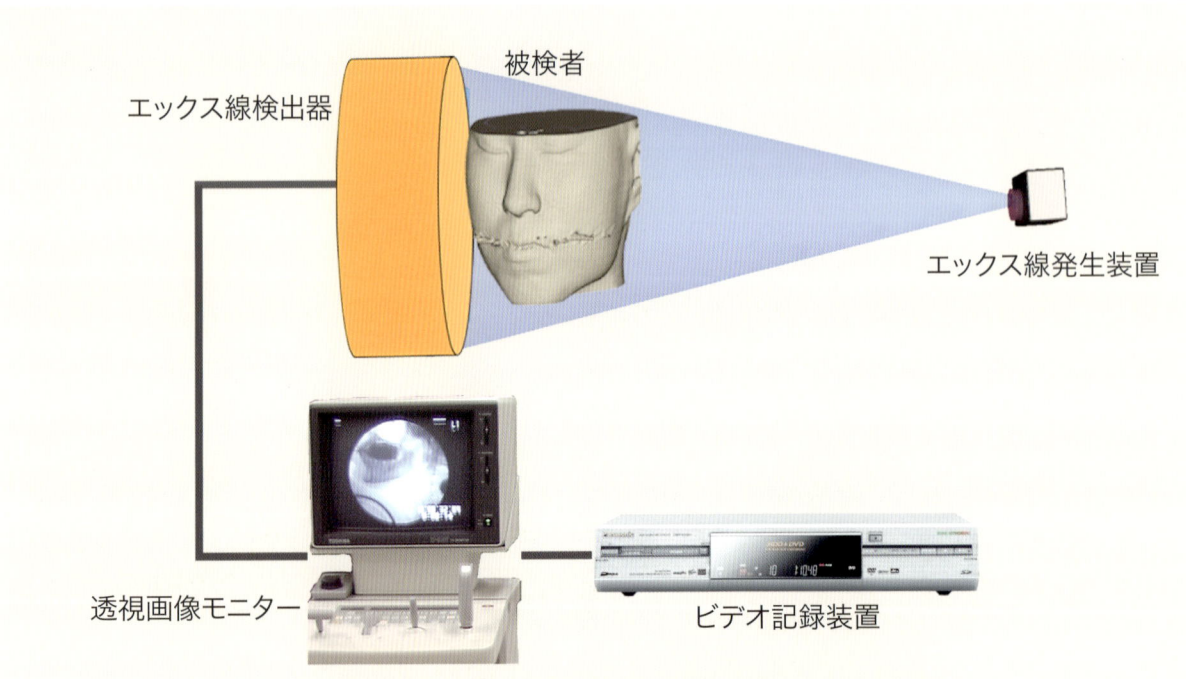

図2-1　エックス線透視装置を用いたVFシステムの概念図

　摂食とは，飲食物を口から食べる，飲む行為の全体をさし，嚥下とは，摂食時の飲み込む行為，すなわち，飲食物を口腔から胃に送り込む動作をさします．摂食・嚥下障害とは，飲食物を口から食道や胃へ送り込むための一連の流れが障害された状態をいいます．

●嚥下造影（VF）検査
　video fluoroscopic examination of swallowing
　嚥下造影は，被検者が造影剤（バリウムやヨード系造影剤）を含む試料を摂取して嚥下する様子を，エックス線透視装置を用いてテレビ画面で観察する検査です．嚥下は非常に速い運動であるため，エックス線透視画像をビデオなどに動画として記録し，繰り返し再生しながら

評価を進めます．このため，嚥下造影検査を略してVF検査とよんでいます．

VF検査が摂食・嚥下障害の臨床に導入されたのは1980年代以降です．比較的新しい検査法とされていますが，実は，1950〜60年代に嚥下や構音の仕組みを解析する目的で盛んに行われていた「エックス線映画法」の近代的リバイバルに相当します．エックス線映画法は，1秒間に24コマのスピードで，映画のフィルムにエックス線透視画像を記録します．映画フィルムの画質は大変良かったのですが，コストが非常に高いため，一般的な嚥下障害の臨床には使えませんでした．1980年代には，家庭用のビデオ記録装置（ビデオレコーダー）が普及したため，特別な設備がなくてもエックス線透視画像を記録することが可能になり，VF検査が広く実施されるようになりました．一般的なビデオ記録装置の記録スピードは毎秒30コマですから，エックス線映画と同等以上の細かさで動画を記録することができます．

● VF検査の目的

VF検査を実施するにあたっては，目的を明確にし，得られた情報を，どのように治療やリハビリテーションにいかすのかを，検査前に十分検討することが重要です．VF検査の目的は，大きく2つに分けられます．

診断のためのVF検査：検査することによって，摂食・嚥下にかかわる形態的異常，機能的異常，誤嚥（気管内流入），および飲食物の残留などが明らかになり，嚥下障害診断にかかわる何らかの情報が得られる場合に適応されます．

治療やリハビリテーションのためのVF検査：食物や体位，摂食方法などを調整しながら施行し，嚥下障害の治療にあたって，誤嚥や咽頭残留を減少させる方法を探します．

すなわち，VF検査は「診断のための検査」であり，「治療のための検査」でもあります．その意味では，エックス線検査の技術を応用して治療を実施することを示すinterventional radiology（IVR）の一種とみなすことができます．

● VF検査に必要なハードウェア

エックス線透視装置とビデオ記録装置が必要です（図2-1）．被検者は椅子に座り，エックス線透視下で造影剤を嚥下します．エックス線透視装置は，従来，エックス線検出器としてイメージ増倍管 image intensifier（I・I）を用いていましたが，現在では，半導体平面検出器 flat panel detector（FPD）を用いた機種が多くなっています．ビデオ記録装置は，通常，家庭用のビデオレコーダーが使用できますが，できるだけ高性能のものがよく，静止画像やスロー再生，巻き戻し再生などが鮮明にできるものが適しています．画像の記録媒体として，最近はDVD，ブルーレイディスク，ハードディスク，およびメモリースティックなど，多彩なものが使用されています．

● VF検査に必要な造影剤

消化管の検査に用いられるバリウムを使うことが多いのですが，大量に誤嚥すると危険性が高いことから，より安全なヨード系造影剤（水溶性，非イオン性モノマー）も使用されます．嚥下機能は食べ物の性状に影響されるため，検査の目的に応じて，液体から個体まで，さまざまな検査食（模擬食品）が用いられます．また，食べる際の被検者の体位や頭の向きを調節することによって誤嚥を防ぐことができる場合もあるため，1人の患者さんにさまざまな検査食，検査体位を用いて検査が行われます．検査の手技として，誤嚥を疑う症状がある患者さんでは，最初に，より安全なプリン状の造影剤や，とろみをつけた造影剤で嚥下を試し，誤嚥を生じなかった場合に液体造影剤の嚥下に進む方法があります．これとは反対に，先に液体造影剤の嚥下を試して，誤嚥が認められた場合には，とろみをつけた造影剤に進む場合もあります．

● VF検査とエックス線被曝

VF検査はエックス線を用いるので，患者さん（被検者）と術者のエックス線被曝に注意する必要があります．1回の嚥下（一口の摂取）あたりの透視（エックス線照射）時間は10秒〜1分程度，1回の検査あたりの合計透

視時間はおおよそ 3〜10 分，全体の所要時間は約 20〜30 分程度です．1 回の検査あたりの被検者のエックス線被曝量は，1 検査あたりの透視時間を約 3 分とすると，皮膚表面の線量で約 10 mGy/検査となります．放射線の全身的なリスク（発癌など）を評価する実効線量に換算すると約 10 mSv/検査です．これは，胃の透視検査や CT 検査と比較して 1/2〜1/3 程度です．

2 嚥下造影のための模擬食品

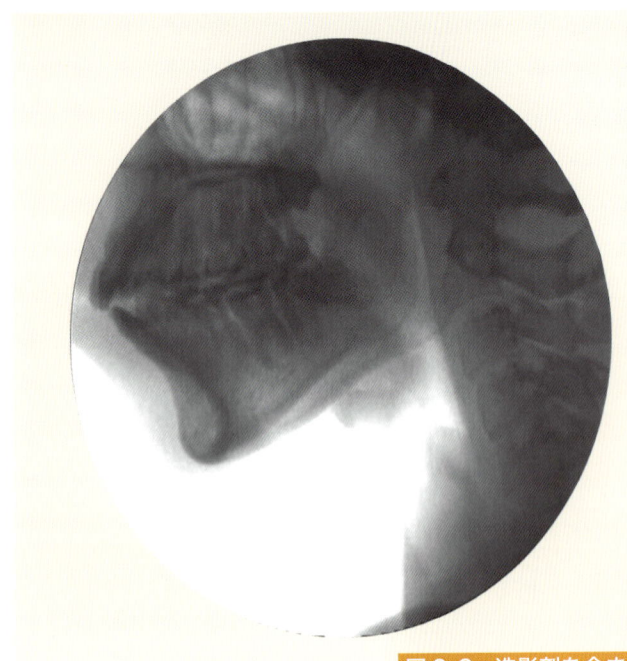

造影剤を含まない飲食物は，VF 画像上で不明瞭にしか観察されませんが，検査前に，嚥下に関連する器官の動きを観察するために唾液を飲み込んだり，発音することがあります．その場合には，観察が困難になるので造影剤は使用しません．

図 2-2　造影剤を含まない水を嚥下する VF 画像

　VF 検査に際し，何らかの飲食物を嚥下する必要があります．飲食物は，エックス線検査で不明瞭にしか観察されないため，そのままでは舌や咽頭などの動きしかわかりません（図 2-2）．そこで，エックス線造影剤を用いて検査を行います．エックス線造影剤は，粉末と液体があります．お茶，水道水などの液体状の飲食物，あるいは粉末の飲み薬の嚥下動態を検査する場合には，工夫しないで行うことができます．しかし，患者さんが日常食べているのは粉末や液体だけではないため，飲食物の物性を再現する必要があります．そのため，患者さんが通常食べている飲食物にエックス線造影剤を混ぜるなど，造影剤に粘性を付与するために増粘剤を混ぜたり，造影剤を原料の一部として検査食を調整（調理）する必要があります．このようにしてエックス線造影剤を加えた検査食を，模擬食品，あるいは造影剤加模擬食品といいます．

　模擬食品は日本では市販されていないため，検査を行うときは準備をする必要があります．この際，注意すべきことは，「造影剤を加えることによって飲食物の物性が変化してしまうこと」です．粉末のエックス線造影剤を加えると，飲食物がパサパサしたり，硬くなったり，まとめにくくなったりします．また，液体のエックス線造影剤を加える場合には，必要以上に水分を含んでしまい，患者さんにとって飲み込みづらい模擬食品となる可能性があります．

　模擬食品は再現の容易さに違いがあります．たとえば，素材をそのまま加工する飲食物（具体的には，焼き魚，焼いた肉，サラダ，煮物など）は再現するのがむず

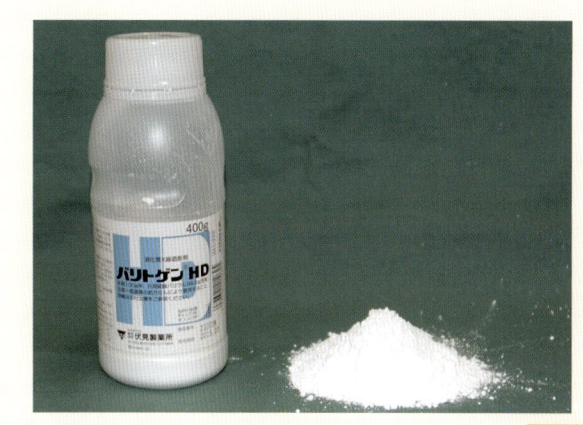

図2-3 バリウム

粉末状のバリウム（バリトゲンHD®）．粉末状のバリウムは長期保存が可能で，模擬食品の調整も容易です．

かしい食品です．その一方，原材料を調理してつくる飲食物（うどん，ハンバーグ，パンなど）は造影剤を加えることによって飲食物の物性を再現することが可能です．

造影剤が飲食物の風味に悪い影響を及ぼすと，患者さんは食欲をなくしてしまいます．不適切な模擬食品は，患者さんの「悪い嚥下」を引き出し，正しい嚥下機能検査ができなくなります．検査者は，これらの特性を理解し，患者さんの病態に合った模擬食品の調整方法を身につける必要があります．

造 影 剤

造影剤には多くの種類があり，VF検査にはバリウム造影剤とヨード系造影剤が用いられます．

バリウム造影剤

バリウム造影剤（図2-3）は，VF検査での保険適応が認められています．安価で調整しやすく，食品の味を悪くしないことが多いので，VF検査に最適な造影剤といえます．液体と粉末があり，粉末は長期保存が可能で，模擬食品をつくるのに調整しやすいという利点があります．

バリウムは，濃度が高いほど造影性が高くなり，観察が容易になります．しかし，嚥下障害の最も重症な合併症である誤嚥を起こすと，肺へのダメージが高いとされています．また，増粘剤を含むため，濃度が高いと飲み込みづらく，誤嚥を起こす可能性があります．その反面，濃度が低いと造影性も低く，観察しづらくなります．そのかわり，誤嚥を起こしても毒性は低く，水分に近い物性になります．

バリウムをVF検査で用いるには，肺炎の危険性が低く，明瞭に観察される濃度に調整する必要があります．図2-4に示すように，バリウムは濃度が異なると造影性が異なります．バリウムを使用する際には，表2-1を用いて濃度調整を行います．液体の摂取状態を検査する場合には，40 w/v%程度に調整すると造影性も適度で，誤嚥した際も排出が容易です．40 w/v%以上に濃度を高くすると粘性が高くなるため，口腔・咽頭に残留しやすく，肺毒性が強くなります．40 w/v%未満の場合には，VF画像上での観察が困難になります．

バリウムを水で溶かして放置すると粉末が沈殿します（図2-5）．当然，沈殿した部分と上澄み液とでは，エックス線画像での映り方と模擬食品の物性がまったく異なります．そのため，使用直前に振って，沈殿したバリウムを再び溶かす必要があります．これは，バリウムを用いて調整したゼリー，プリンなどにもあてはまります．つまり，ゼラチンなどを加えて冷やし固めた模擬食品は，バリウムが沈殿してしまい，上と下の層が異なる模擬食品になる可能性があります．これを防ぐには，氷水を使用したり，急速冷却を行って，バリウムが沈殿する前にゼラチンを固める必要があります．

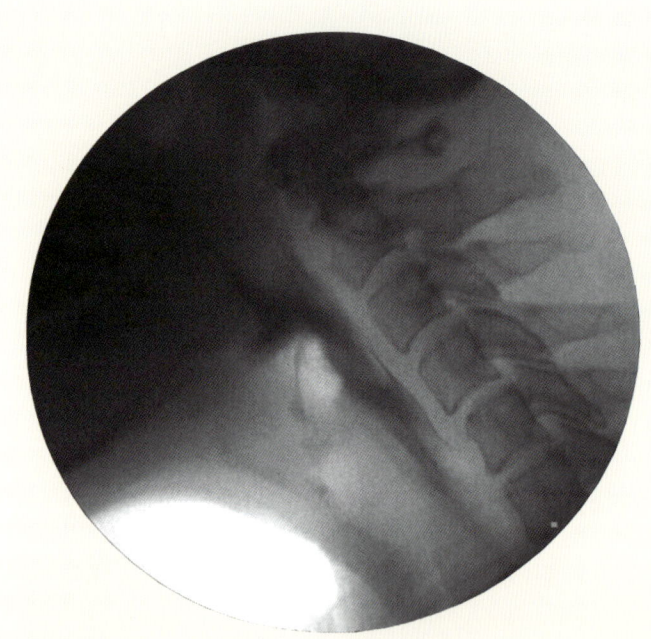

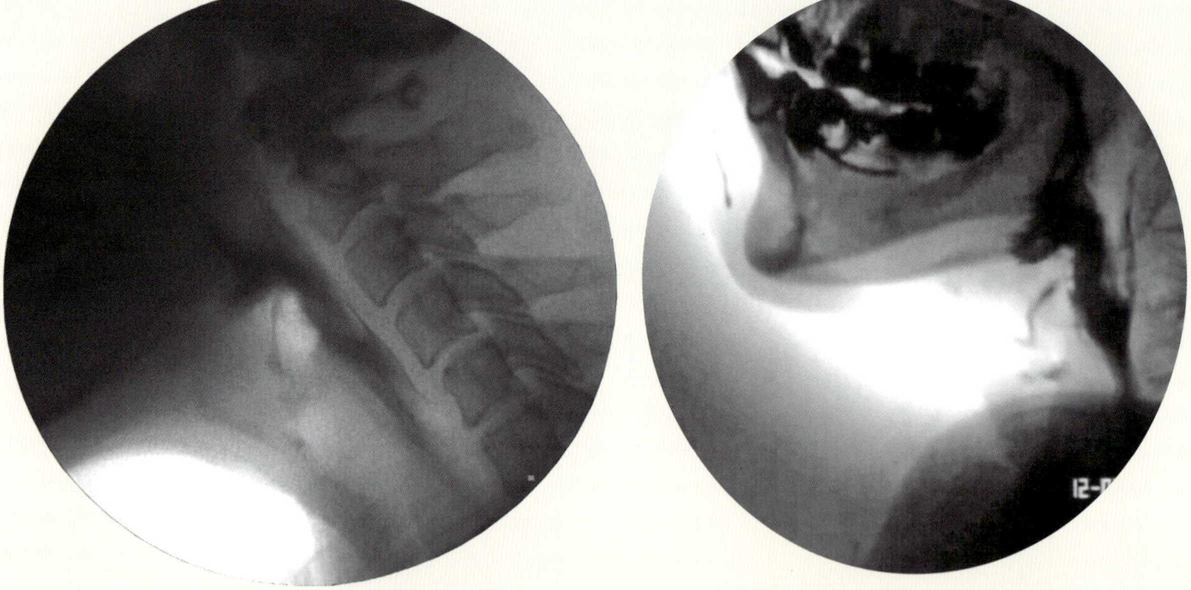

a：40w/v%バリウムの嚥下

喉頭侵入した造影剤が観察されます．これ以上希釈すると画像上で観察が困難になります．濃度が高いほど観察が容易になりますが，誤嚥した際に排出されにくく，毒性も高いとされています．

b：90w/v%バリウムの嚥下

図2-4　濃度の違いによる造影性の違い

表2-1　バリウム濃度調整

| 水道水 200 mL に加える 粉末バリウム量 || バリウム粉末 100 g に 加える水道水量 ||
バリウムパウダー (g)	重量パーセント (w/v%)	水道水 (mL)	重量パーセント (w/v%)
64	30	311	30
88	40	228	40
113	50	178	50
138	60	144	60
166	70	121	70
173	80	103	80
225	90	89	90

40w/v%程度に調整すると，造影性が適度で，誤嚥した際に排出されやすくなります．また，ほかの飲食物の原材料とする際にも，この濃度に調整されたバリウムを用いると調整が容易になります．

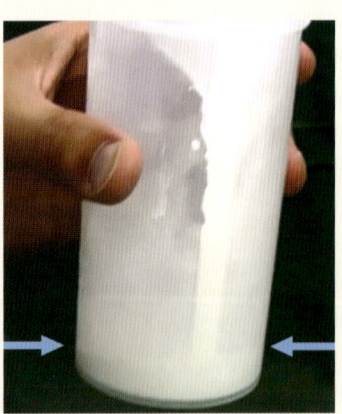

矢印の部分にバリウムが沈殿しています．濃度を調整しても，使用直前にシェイクしないと無意味になります．

図2-5　沈殿したバリウム

■ヨード系造影剤

　液体状のエックス線造影剤です（図2-6）．ヨードアレルギーがある患者さんには使用できません．ヨード系造影剤には多くの種類があり，おもに，血管内に注入するために用いられます．浸透圧が高い製品は，誤嚥して肺に入った際に肺毒性が強いとされています．ガストログラフィン®はもともと消化管造影に用いられる造影剤で，保険が適応されます．しかし，肺毒性が強いためVF

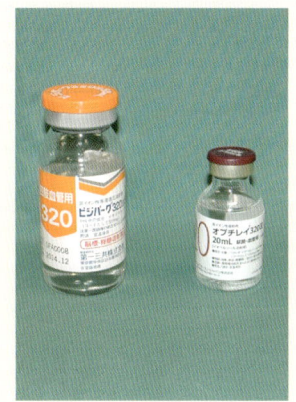
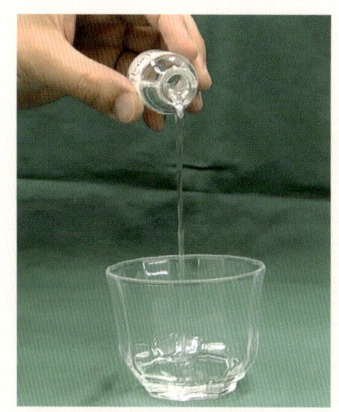

a：瓶に入った状態で販売
左：ビジパーク® 右：オプチレイ®

b：粘性のある液体状
種類によって風味や肺毒性が異なります．

図2-6 ヨード系造影剤

表2-2 バリウムとヨード系造影剤の比較

	バリウム	ヨード
造影性	強い	やや弱い
肺毒性	高い	低い
模擬食品調整	容易	むずかしい
費用	安価	高価
保険	適応可	適応不可
風味	少ない	強い

　一般的にバリウムが用いられます．誤嚥の危険性が高い場合には，低浸透圧ヨード系造影剤を使用すると肺炎の危険性が低くなります．ただし，適切に希釈されたバリウム溶液であれば，それほど危険性は高くないと思われます．いずれにしても造影剤の特徴を理解して使用します．

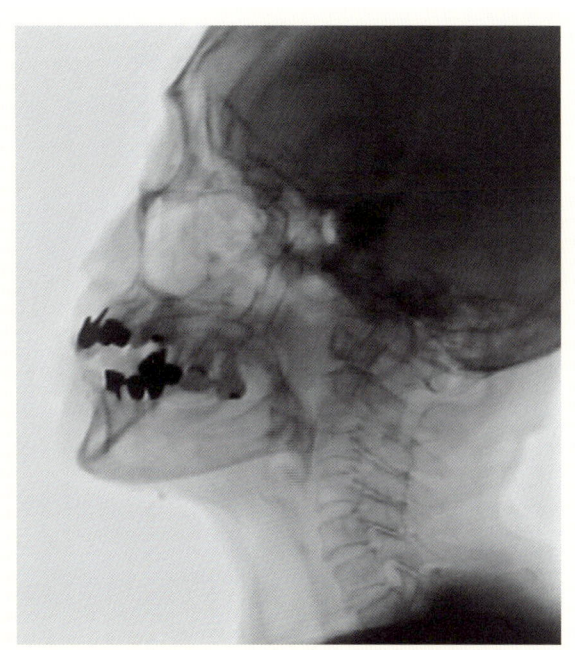

ヨード系造影剤をそのまま用いて，液体状模擬食品として検査している画像です．これ以上の造影性をもたせるのは不可能です．

図2-7 ヨード系造影剤を用いたVF画像

検査には用いません．低浸透圧ヨード系造影剤は，バリウムと比較して肺毒性が低いとされています．そのため，誤嚥が強く予測されるとき，いわゆる抵抗力が低い患者さん（高齢者，小児など）に用います．

　水分を検査する際には，原液あるいは水道水で倍に希釈したものを用います．液体の風味を調整する場合には，ジュース，お茶などの飲み物で倍に希釈します．バリウムと比較すると，やや造影性が低いので希釈しすぎないようにします（図2-7）．また，わずかな粘性をもつ液体のため，模擬食品を調整する場合には，ベタベタした状態にならないように注意します．ヨード系造影剤は種類によって風味が異なります．オプチレイ®は特有の苦みがあり，甘い模擬食品を調整するには不向きです．ビジパーク®は甘い味をもち，とくに，小児が好む甘い飲食物の調整に適しています．

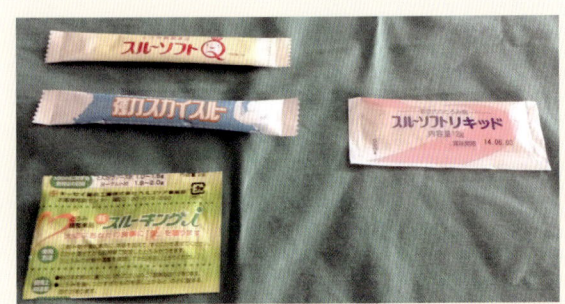

増粘剤は，付与する粘性や飲食物の状態によって使い分けます．増粘剤は多くのメーカーから数えきれないほどの商品が販売されています．写真は，キッセイ薬品工業から販売されている増粘剤です．1社からでも4種類の増粘剤が販売されています．液体状増粘剤はほかになく，模擬食品の調整が容易であるという利点があります．

図2-8 増粘剤

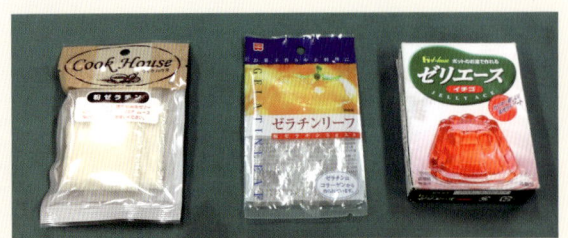

左から粉ゼラチン®，シート状に加工されたゼラチンリーフ®，ゼラチンを含んだゼリーの元材料であるゼリエース®．ゼリーの元材料を用いて模擬食品を調整すると，風味をつける必要がないため手間が省けます．

図2-9 凝固剤

表2-3 ゼラチンと寒天の比較

	ゼラチン	寒　　天
原 材 料	動物性	植物性
溶解温度	60℃程度	90℃程度
凝固温度	20℃程度	40℃程度
凝固後の溶解温度	25℃程度	70℃程度
食　　感	滑らかで弾力的	硬くもろい

飲食物を半固形状に加工する材料として用います．ゼラチンは体温で溶けるため，誤嚥した際に排出が容易です．寒天は，ゼラチンとは異なる物性，食感の模擬食品を調整できます．検査する模擬食品の物性，患者さんの状態によって使い分けます．また，同じ凝固剤を用いても，量によって物性が異なるため，事前に調整しておきます．

ヨード系造影剤は，保険適応外のため高価というのが欠点です．バリウム造影剤とヨード系造影剤の比較を**表2-2**に示します．

増 粘 剤

　患者さんは水分の制御がむずかしく，誤嚥を起こしていることがしばしばあります．その代償法として，水分に粘性を付与して誤嚥を防ぐ方法があります．その際，片栗粉などを用いることもありますが，簡便な方法として増粘剤（**図2-8**）が用いられます．増粘剤は粉末の薬品で（1社の製品を除く），多種多様の製品が販売されています．製品によって溶けやすさ，混ぜやすさ，付与できる粘性の限界など性質が異なります．粉末増粘剤は混和したあと，時間の経過とともに粘性が増す傾向があります．調整したときはちょうど良くても，摂取するときは硬くなっていることもしばしばです．そのため，模擬食品の調整は，検査を開始する時間に合わせる必要があります．唯一の液体状増粘剤であるスルーソフトリキッド®は，粉末のものと異なり，操作性が良いという利点があります．

　VF検査で用いる際には，患者さんが普段から使用している増粘剤を用いて模擬食品を調整すると，普段の飲食物の物性を再現しやすくなります．その際，造影剤が入っていることによって，普段と同じ量の増粘剤を用いても粘性が低かったり，粘性が増す点に注意が必要です．そのため，使い慣れていても少量ずつ混和していくようにします．

凝 固 剤

　嚥下障害食として半固形物（ここではゼリー，プリンなどをさします）が使用されています．VF検査に際して，市販されているプリンなどを使う場合には，表面に造影剤をかけても内部まで浸透しません．そのため，VF画像上はプリンと造影剤が分離してしまい，正確な嚥下動態がわかりません．最初から造影剤を含む半固形物が必要になります．そこで，半固形物と同様の物性をもつ模擬食品を調整するために使用されるのが凝固剤（**図2-**

表 2-4　模擬食品の配合

模擬食品	造 影 剤	材　　料	製法・備考
液　体	バリウム粉末 88 g	水道水あるいは好みの飲料 200 mL	検査直前に再度シェイクします．
	ヨード 10 mL	造影剤と同量の水道水あるいは好みの飲料	混和します．観察しにくい場合は原液を用います．
プリン	バリウム粉末 4.4 g	プリンミクス® 粉末 7.7 g，熱湯 20 mL，氷水 10 mL	プリンミクスとバリウムを熱湯で溶いたあと，氷水を合わせて急速冷却します．
	ヨード 10 mL	プリンミクス® 粉末 7.7 g，熱湯 20 mL	プリンミクスを熱湯で溶いたあと，ヨードを合わせて冷却します．
ゼリー	バリウム粉末 8.8 g	ゼリエース® 粉末 9.5 g，熱湯 20 mL，氷水 20 mL	ゼリエースとバリウムを熱湯で溶いたあと，氷水を合わせて急速冷却します．プリンより固い模擬食品を検査できます．
	ヨード 10 mL	ゼリエース® 粉末 4.75 g，熱湯 10 mL	ゼリエースを熱湯で溶いたあと，ヨードを合わせて冷却します．プリンより固い模擬食品を検査できます．
粥	バリウム粉末 5 g	粥 30 g	混和します．
	ヨード 5 mL	粥 30 g	混和します．
米　飯	40 w/v%バリウム 3 mL	米飯 30 g	混和します．
	ヨード 3 mL	米飯 30 g	混和します．
うどん	バリウム粉末 5 g	ぬるま湯 10 mL，中力粉 20 g，食塩 1 g	ぬるま湯に食塩を混ぜ，中力粉，バリウムとともに練ります．均一になったら乾燥しないように 2 時間ほど寝かせ，2 mm 角に切り，熱湯で 5 分煮ます．ヨード系造影剤では調整不可能です．
パ　ン	バリウム 2.2 g	牛乳 10 mL，ホットケーキミックス® 11 g，ベーキングパウダー 1 g	混和したあと，電子レンジで 1 分 30 秒ほど加熱します．
	ヨード 5 mL	牛乳 5 mL，ホットケーキミックス® 11 g，ベーキングパウダー 1 g	混和したあと，電子レンジで 2 分ほど加熱します．バリウムと比べて粘性があります．

ゼリー，プリンなどは，市販の粉末材料を用いると調整の手間を省くことができます．検査者は事前に模擬食品を調整し，エックス線透視画像上での明瞭さを確認する必要があります．また，一定の配合を決めておくと，検査の再現性や比較時に役立ちます．

9）です．ここでは，広く用いられている寒天とゼラチンについて記します．ゼラチンはプリン，ババロアのような飲食物，寒天は水ようかん，杏仁豆腐のような飲食物をつくるのに使用されます．表2-3にゼラチンと寒天の比較を示します．

　VF 検査では造影剤が入った模擬食品を調整します．造影剤は肺毒性が少なからずあるので，誤嚥した際にすみやかに排出されるのが望ましいといえます．ゼラチンは体温で溶解します．一方，寒天は体温では溶解しません．そのため，排出されやすいゼラチンを用いた模擬食品の調整が推奨されます．ゼラチンの量によってでき上がり物性に影響が出るので，検査の前に，患者さんの希望に合わせた半固形状模擬食品を調整しておく必要があります．

食　　品

　患者さんが普段食べている飲食物を模擬食品として再現するために，飲食物に造影剤を加えて調整を行います．造影剤が加わると，もとの飲食物と物性が異なります．また，飲食物の物性によって嚥下の仕方は大きく変わります．つまり，漫然と造影剤を加えた模擬食品では，患者さんが普段食べている飲食物の飲み方を，VF 検査の際に再現できていない可能性があります．

模擬食品のもとになる飲食物は，患者さんが好んで摂取しているものが最も適切です．必要があれば造影剤を加えることを前提に調理方法を調整します．つまり，普段よりも軟らかく，あるいは硬く調理して来院させ，検査前に造影剤を加えて仕上げを行います．VF検査は特殊な状況で行われるため，「悪い時の嚥下」が起こる可能性があります．とくに，認知症や小児の患者さんの場合には注意が必要です．事前に嗜好の情報収集をすることが重要です．

その他

　あらかじめ用意していない模擬食品を検査する必要が生じる場合があります．急な需要にも対応できるように，さまざまな物性の模擬食品のストックを用意しておきます．あるいは増粘剤などを用いて，物性の異なる飲食物を調整できるように配合表を作成しておくとよいでしょう．

　模擬食品とは直接関係ありませんが，飲食物を摂取する方法は普段の環境を再現する必要があります．たとえば，スプーンなどは，深さ，大きさ，柄の長さ，硬さなど千差万別で，すべての種類を検査室に備えるのは不可能です．可能であれば，患者さんが普段から使い慣れている食器具を用いて検査を行うのが一番よい方法です．また，検査室にも何種類かの食器具を常備し，患者さんの嚥下機能に見合っていない食器具を使用している場合には，適切な食器具に近いと思われる器具を用いて検査を行います．

　筆者の施設で用いている模擬食品の配合を**表2-4**に示します．模擬食品の物性再現が安定している場合には，患者さんの嚥下機能の比較に役立ち，介護者や施設職員に検査結果を説明する際の目安となります．

3　嚥下造影の適応患者

　VF検査は，エックス線被曝以外にも精神的・肉体的負担が少なからずあります．そのため，安易に行うことはさけます．ほかのスクリーニング検査，あるいはVE検査などで嚥下機能を十分に評価できる場合には，VF検査はさけるべきです．

　VF検査を行う際には，「どのような嚥下障害か？」，「どのような方法が安全な嚥下に有効か？」の2点を明確にします．そのため，「普段の状態をVF検査で再現することができるか？」に加えて，「VFで検査したことを普段の食事場面，あるいは訓練場面に生かすことができるか？」を念頭に置いて検査を行います．これらが明らかにされないようであればVF検査は行いません．このため，VF検査を行う者が患者さんの診療をおもに担っている職種〔看護師，歯科衛生士（DH），言語聴覚士（ST），介護施設職員など〕，あるいは，おもな介護者（家族など）から検査前，検査中に患者さんの情報を得ることは，検査を行ううえで必須です．可能であれば，患者さんにかかわるすべての職種と，VF検査を担当する職種が協議して適応を判断します．

■ 禁　　忌

・肺炎，全身倦怠などを示し，全身状態が悪いときは検査をさけます．
・ヨードアレルギーをもつ患者さんには，ヨード系造影剤は使用禁忌です．
・VF検査を行っても今後の訓練の方法を模索できない場合には，検査はさけるべきです．

4 嚥下造影のための機材と操作

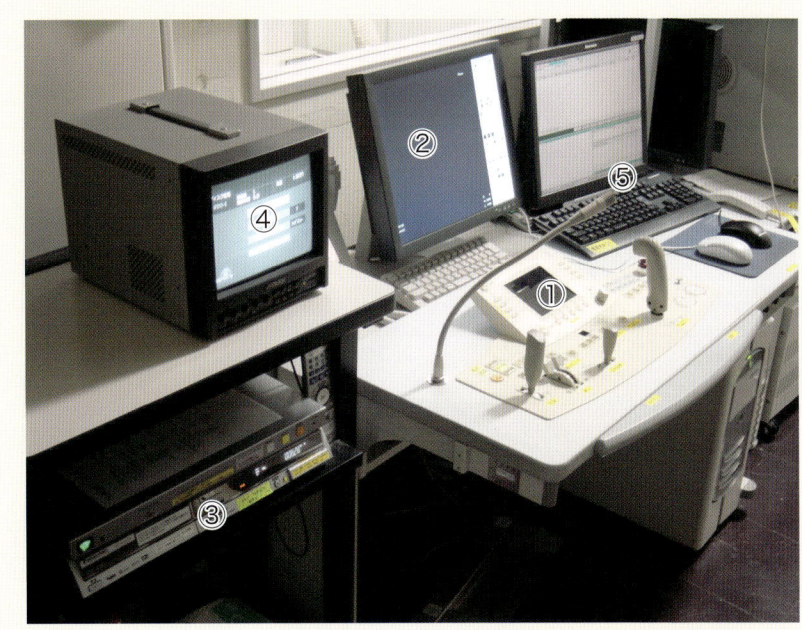

① 透視操作卓
② 透視画像モニター
③ 透視記録装置（DVD レコーダー）
④ DVD レコーダー用モニター
⑤ HIS / RIS 端末

図 2-10　操作室の様子

嚥下造影を行うためには，次のような機材が必要です．
① エックス線透視装置
② ビデオ記録装置
③ 吸引器

そのほか，嚥下造影専用椅子，ビデオカメラ，ビデオタイマーなどがあると，検査中または検査後の診察，検索などに便利です．

操作室の様子を図 2-10 に示します．

エックス線透視装置

汎用型透視装置を使用

一般的に，消化管造影などで汎用されるエックス線透視装置を使用します．可能であるなら，検査時に体の安定を保てない患者さんや，うなずき嚥下などを行う場合に備え，透視視野の大きなものが望まれます．従来のイメージ増倍管 image intensifier (I.I) 搭載の透視装置の透視視野は，汎用型では 12 インチ径のものが多く，ま た，視野の形が円形でひずみも生じるため，実際には少し小さく感じられます（図 2-11-a）．

FPD 搭載の透視装置が最適

2000 年ころから各放射線機器メーカーは，半導体平面検出器 flat panel detector (FPD) 搭載のエックス線透視装置を開発，販売しています．FPD は透視，撮影ともデジタル画像で，2013 年現在，市販されているのは最大 17×17 インチのものです．また，I.I と異なり視野の形が四角形で歪みもなく，視野全体を有効に利用できるので，嚥下造影に最適です（図 2-11-b）．

外科用 C アーム型透視装置

外科用 C アーム型透視装置も，安定の保てない患者さんを椅子に固定したまま検査できる利点がありますが，透視視野が小さいことや I.I 搭載であること（2013 年現在），C アームを動かす際に，手動であるため，患者さんに接触する危険があるなどの短所があります．

a：I.I 搭載装置
辺縁で画像に歪みがみられます．

b：FPD 搭載装置
I.I に比べ歪みはありません．

図 2-11　透視画面

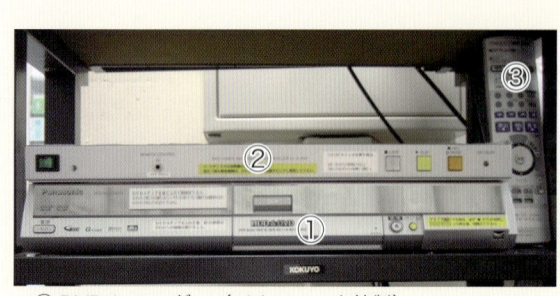

① DVD レコーダー（パナソニック社製）
② 透視同期ユニット
　（フットスイッチインターフェイス型：MEIVID 社製）
③ リモートコントローラー

図 2-12　透視記録装置

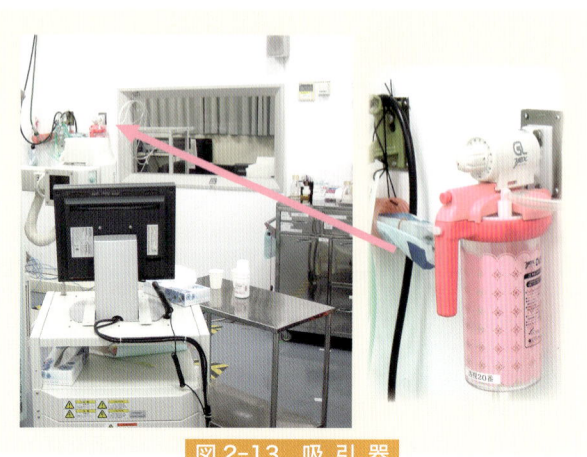

図 2-13　吸引器

ビデオ記録装置

　ビデオ記録装置は透視を録画するもので，必要条件として次のことがあげられます．
　① 透視装置に接続できるもの（接続端子，走査線，縦横比）．
　② 高画質であるもの（劣化なく記録できる）．
　③ 高性能であるもの（静止画像，スロー再生，逆再生などが鮮明である）．
　医療用画像記録装置は上記の条件をみたし最適ですが，家庭用のビデオレコーダーも変換コンバータや変換端子を使用することで検査に用いることができます．

　記録メディアも，以前はデジタルビデオや S-VHS でしたが，最近は DVD やブルーレイ，ハードディスク，メモリースティックなどに記録して，パソコンで編集することもできます．
　透視信号に連動して記録を開始できる装置（図 2-12）があると，検査時の煩雑さが少なくなります．

吸引器

　造影剤を気管に誤嚥したときや，喉頭蓋周辺に停滞し

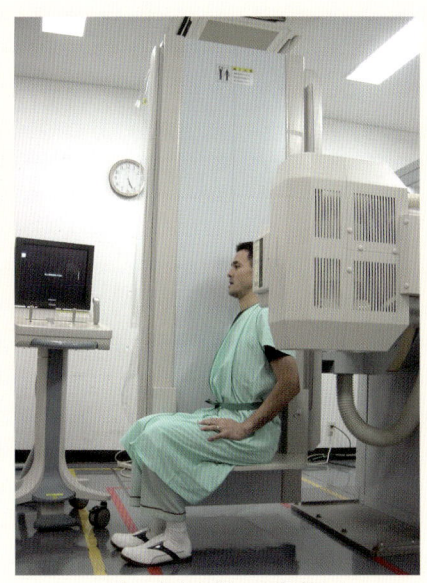
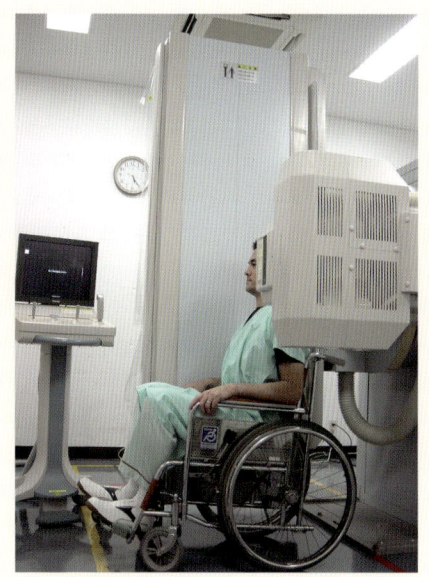

a：体の安定を保てる患者さん　　　　b：体の安定を保てない患者さん

図 2-14　VF 検査用の椅子

た場合に備え，すぐに吸引可能な状態にしておきます（図 2-13）．

嚥下造影専用椅子

　体の安定を保てない患者さんには，リクライニング機能のあるバックレスト（背もたれ），長さと角度可変のレッグレスト，方向転換機能を備えた専用の椅子が望ましいのですが，比較的体の安定を保てる患者さんには，透視装置の足台を高い位置に固定することで（図 2-14-a）検査できます．また，体の安定を保てない患者さんの場合には，透視装置の足台を外し，車椅子に座ったまま検査可能です（図 2-14-b）．その際，ほとんどの透視装置は横方向の移動が寝台をスライドで動かすため，位置決めが大変になりますが，視野サイズを大きくすると検査中の微調整の必要はなくなります．ヘッドレスト付車椅子であれば嚥下造影専用椅子の代用となります．

ビデオカメラ

　患者さんの外観を録画するもので，家庭用ビデオカメラ，またはマイクシステムで嚥下時の音を記録するだけでも十分です．患者さんの嚥下時の外観（首の角度，喉の動き）や音を記録することで，あとで透視画像と比較しながら，患者さん本人や家族への説明，カンファレンスなどに活用できます．

ビデオタイマー

　ビデオタイマーは，録画画像に時間情報を画像として同時に記録するもので，一般的には必須ではありません．嚥下動態の時間解析を行う場合に用いたり，ポイント画像を録画された時間情報で記載しておくと，あとで検索するとき便利です．
　家庭用のビデオレコーダーは時間やフレーム数が表示できるので，嚥下動態の時間解析は可能ですが，フレーム数を検索情報として用いるのはかなり煩雑になります．

透視装置の操作

　透視装置の操作は，口腔，咽頭，喉頭，ならびに上部食道を同一撮影範囲に入れます．

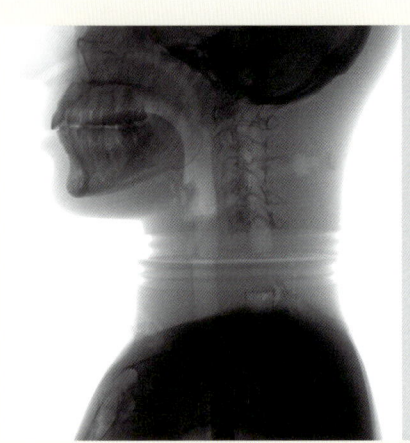 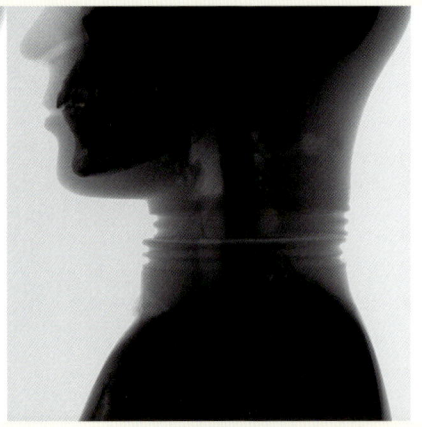 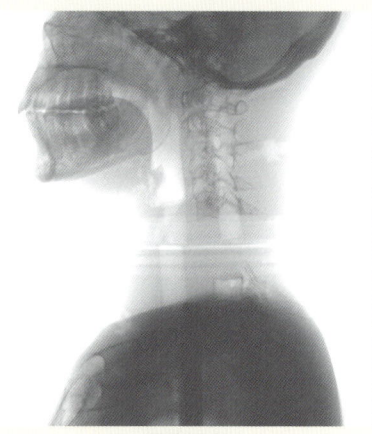

a：適正輝度
口腔内と喉頭前壁が描出されています．

b：輝度不足
口腔内の描出が不良です．

c：輝度過多
喉頭前壁の描出が不良です．

図2-15　撮影範囲と透視輝度（ファントムによる再現）

　車椅子に座ったまま検査する際，画像が拡大してしまう場合や，専用検査椅子上でも頭部が動いてしまう場合には，大きい透視視野サイズに変更します．

　頸部を透視する場合，とくに側面像は，エックス線吸収の多い頭部と肩に上下が挟まれているため，透視画像の輝度調整がむずかしい部位です．透視画像の輝度が図2-15-aのようになるように，次のような操作で透視輝度を調整します．

① ABC（自動輝度調節機能 automatic brightness control）で調節する．
② 透視条件を手動（マニュアルモード）で調節する（管電圧，管電流）．
③ 必要範囲が欠けない程度に被写体を上下左右に動かしてみる（ABCの受光部の入射線量を変化させる）．

　各メーカー，各装置ごとに適した方法があるので，使用する装置の特性に合わせて輝度調整を行います．

5　嚥下造影の評価方法

　VF検査で得られた画像をもとに，模擬食品や嚥下関連器官の動きを評価します．評価を行うに際して，口腔期，咽頭期，口腔相，咽頭相という言葉をしばしば目にします．「期」は舌，軟口蓋などの嚥下に関連する器官の動きを意味し，「相」は模擬食品の状態を示します．咽頭期の異常という場合には，喉頭蓋や咽頭の収縮などの動きの異常を意味し，口腔相という場合には，模擬食品が口腔内にあることを意味します．

　嚥下運動はきわめて短い時間で行われます．また，評価すべきポイントが多数あるため，VF検査中に詳細を評価するのは不可能です．そのため，録画し，繰り返しコマ送り再生しながら評価を行います．また，得られた画像をパソコンに取り込み，処理を施すことによって見づらい画像を補正することも可能になります．近年のパソコン性能の向上により，市販されているアプリケーションで簡単に動画の編集が可能になりました．

　評価に際して，患者さんの状態（体調，緊張状態，姿勢など），造影剤の種類，模擬食品の状態（一口量，形態，種類など），検査で用いた食事器具（スプーン，コップ，箸など），嚥下手技（代償法など）などを記録しておきます．あとの嚥下訓練に反映させるため文書として記録する必要がありますが，詳細な状況が伝わりにくい場合があります．そのため，可能であれば検査の様子をビデオで撮影するのが望ましいでしょう（図2-16）．

　障害児・者の評価法は，成人の患者さんと比べて，いまだ不明な点も多くあります．しかし，評価項目として

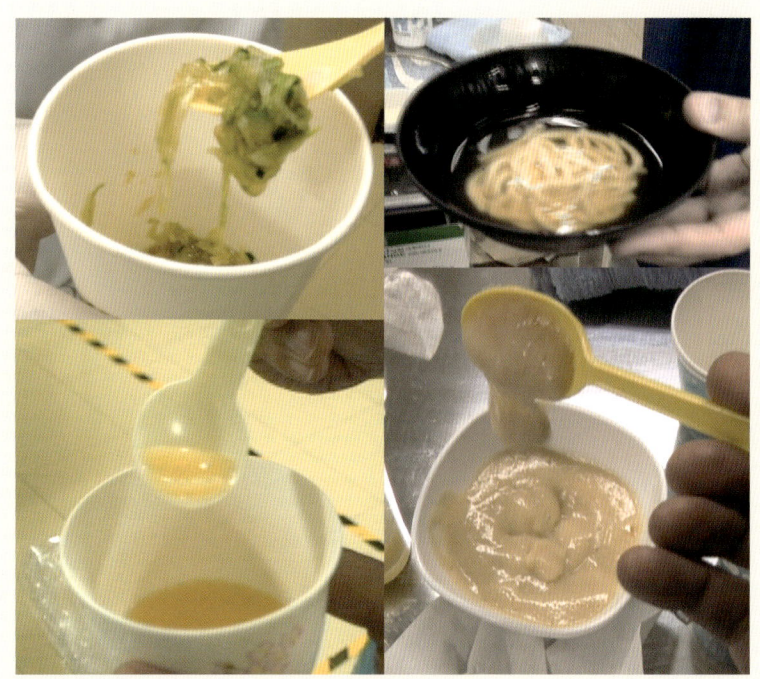

物性がわかるようにスプーンで持ち上げたり，たらしてみると，検査の状況を把握したり，嚥下障害食に反映させることにつながります．

図 2-16　模擬食品

は，成人用の項目の適応が可能です．

評価は，さまざまな側面から行われるべきですが，本書では大きく2つに分けました．造影剤と嚥下関連器官について評価を行います．正面像，側面像では観察できる項目が異なるので，おのおのについて記録します．また，模擬食品，代償法など，嚥下方法を変更した場合も，おのおのについて記録します．

形態的異常の評価

口腔，咽頭，食道の解剖について異常を確認します．事前に患者さんの情報（手術歴，先天的異常，発育異常など）を入手しておきます．軟組織がVF検査で観察しにくい場合には，エックス線照射条件を変更するか，1mL程度の造影剤を嚥下させることによって観察が容易になる場合があります．

嚥下機能異常の評価

■口　腔

模擬食品の取り込み，口唇の動き，咀嚼運動，下顎運動，食塊形成，食塊輸送，鼻咽腔閉鎖などについて評価を行います．

■咽　頭

嚥下反射運動，蠕動運動，喉頭蓋，舌骨運動，喉頭運動，喉頭侵入，咽頭での模擬食品残留などについて評価を行います．

■誤　嚥

誤嚥は，嚥下障害のなかで最も重篤な合併症の1つです．VF検査を行う目的が，誤嚥の有無を観察するという場合も少なくありません．誤嚥の程度を，主観的に軽度，中程度，重度として分類するのが一般的です．また，

誤嚥したタイミングによって，嚥下前，嚥下中，嚥下後誤嚥の3つに分けることが知られています．

ごく少量の誤嚥の場合には，模擬食品が薄まり，VF画像上で明瞭に観察されないことがあります．そのため，誤嚥が疑わしい場面には，むせの有無，声の変化などを慎重に観察します．

● 食　　道

通過状態，逆流の有無，蠕動運動などについて評価を行います．

1つひとつの項目を詳細に評価することは，もちろん重要です．しかし，嚥下運動は同じ条件で行っても，異なる動態を示すことが少なくありません．そのため，評価が一定しないこともあります．また，VF検査は短い時間で行われる運動ですが，評価すべき項目が多数あります．これらのことから，1人の観察者で評価を行う場合には，思い込みや見落としによって評価が不十分になる可能性があります．可能であれば複数の観察者で評価を行うようにします．また，評価シートを用いると煩雑な手順が解消され，見落としが少なくなります．図2-22（p.27〜29）に，筆者の施設で用いている評価表を示します．

6　VF画像の診断

VF検査の診断では，嚥下運動について，口腔から咽頭を経て食道に運ばれる「飲食物（造影剤）の動態」，および飲食物を輸送する口腔，咽頭，食道などの「解剖構造の異常と動き」の両面から観察して評価します．表2-5にVF検査の観察項目を，図2-17にVF検査のエックス線透視画像で観察される解剖構造を示します．正常な嚥下において，造影剤が口腔より咽頭を経て食道へと輸送されるVF画像を図2-18に示します．正常な嚥下では食塊の移動するスピードは非常に速く，咽頭への輸送が開始されてから食道に入るまで1秒前後です．これに対して，嚥下障害の患者さんの多くは，食塊の移送速度が著明に低下し，咽頭に運ばれてから嚥下反射が引き

表2-5　VF検査の観察項目

検査食の動態	解剖学的構造の異常・動き
口唇からのこぼれ	形態学的異常（口腔）
咀嚼状態	口唇の開閉
食塊形成	下顎の動き
口腔残留（前庭部，口底部，舌背部）	舌の動き
咽頭への取り込み	舌軟口蓋閉鎖
早期咽頭流入	形態的異常（咽頭）
咽頭通過	舌根部の動き
誤嚥，喉頭侵入とその量	鼻咽腔閉鎖
口腔への逆流	舌骨の動き
鼻咽腔への逆流	喉頭挙上
咽頭残留（喉頭蓋谷，梨状陥凹）	喉頭蓋の動き
食道入口部の通過	喉頭閉鎖
	咽頭壁の収縮
	食道入口部の開大
食道残留	形態学的異常（食道の蛇行，外部からの圧迫など）
食道内逆流	食道蠕動
胃食道逆流	下食道括約筋部の開大

（嚥下造影の検査法（詳細版）：日本摂食・嚥下リハビリテーション学会医療検討委員会2010版案作成に当たって，日本摂食・嚥下リハビリテーション学会誌 14(1)：54-73，2010 より抜粋）

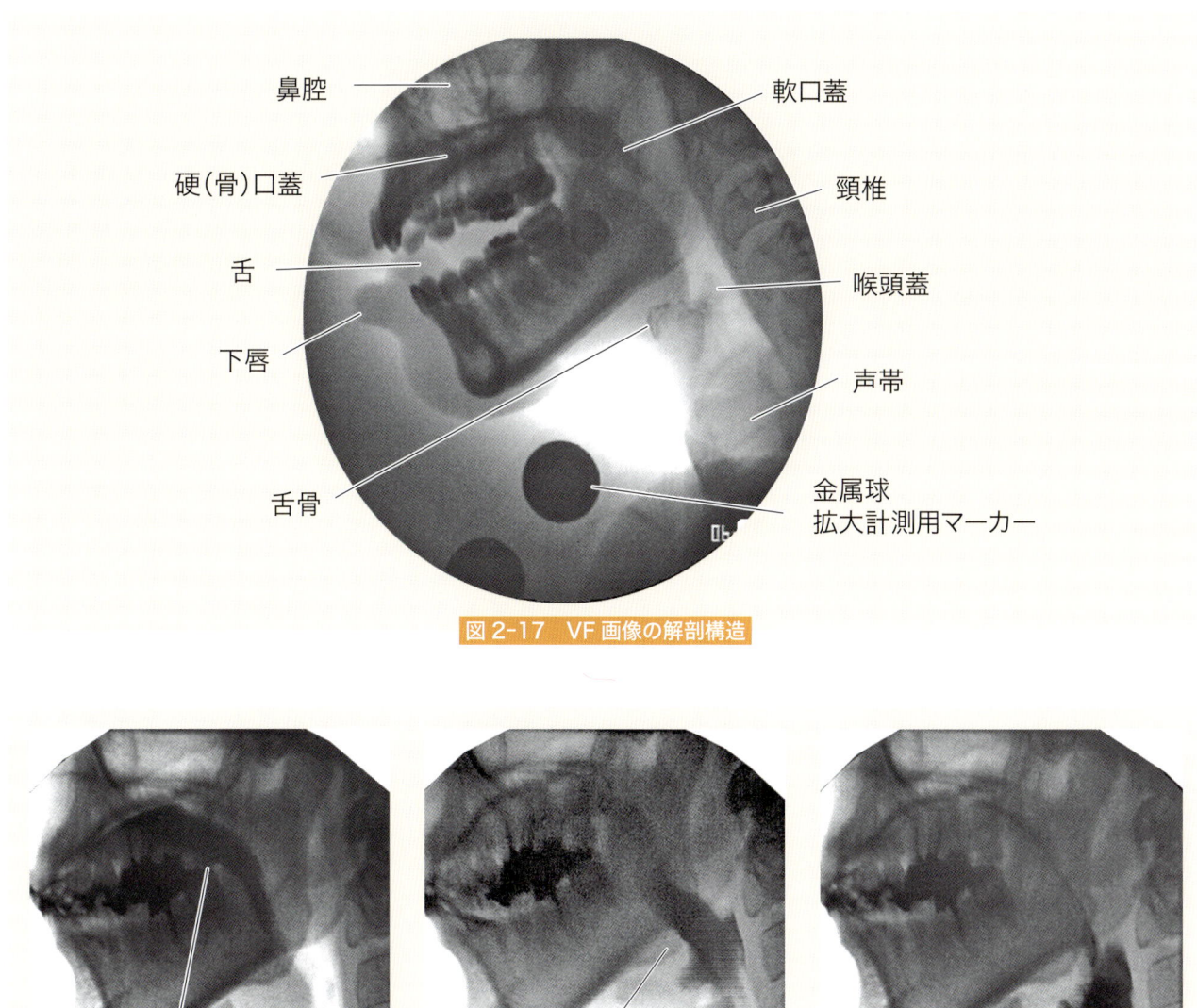

図2-17 VF画像の解剖構造

図2-18 正常な嚥下

起こされ，食道に入るまでに数秒〜数十秒を要することになります．

● 誤嚥の観察

VF検査で最も注目されるのは，飲食物や唾液が気管に侵入する誤嚥です．窒息や誤嚥性肺炎を引き起こす原因ともなり，高齢者では肺炎の最大の発症原因が誤嚥であるといわれています．飲食物が声帯のレベルを越えて気管に侵入したものが誤嚥です．この前段階として，飲食物が喉頭に侵入しても声帯を越えないうちに喀出される場合があり，これを喉頭侵入とよんで区別しています．誤嚥や喉頭侵入の原因は，飲食物を口から摂取して食道に輸送する複雑な生体メカニズムが破綻するためです．摂食・嚥下過程のどこからでも誤嚥が生じますが，おおまかに，次のようなタイプに分けることができます．

① 口腔内に保持できなかった飲食物が舌背を伝って

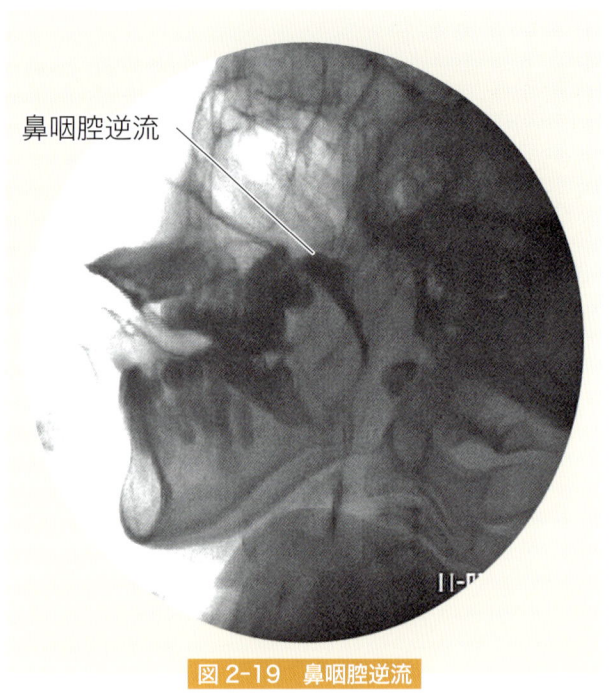

図 2-19　鼻咽腔逆流

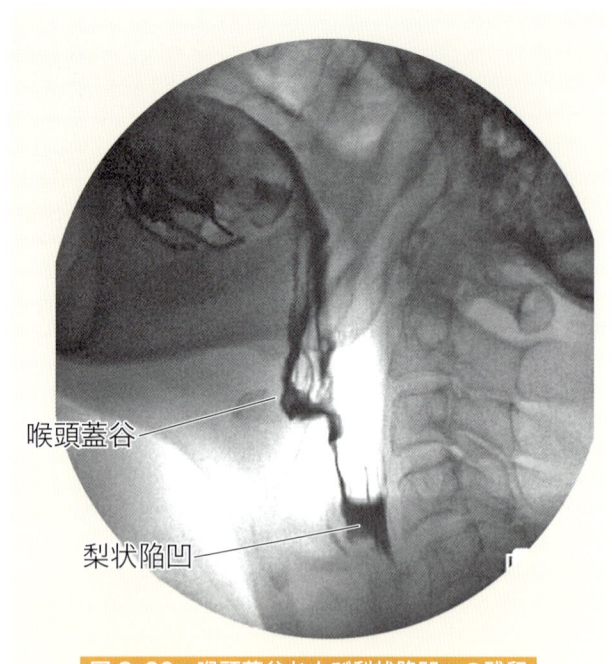

図 2-20　喉頭蓋谷および梨状陥凹への残留

咽頭にたれ込み（流入），嚥下反射が引き起こされる前に喉頭に侵入して起こるもの．
② 嚥下にかかわる神経や筋肉の不調により，嚥下運動の開始と飲食物の落下のタイミングが合わずに誤嚥されるもの（喉頭挙上期誤嚥）．
③ 嚥下運動後に梨状陥凹や喉頭蓋谷に残留した飲食物が，嚥下後の呼吸再開に伴って喉頭に侵入するもの（喉頭下降期誤嚥）．
④ いったん食道に輸送された飲食物が，逆流して誤嚥されるもの．

健常者でも，何かの拍子に誤嚥することがありますが，ただちにむせが起こり，咳き込むことで飲食物が喀出されます．ところが，嚥下障害の患者さんでは，咳反射機能の低下などに関連した，むせない誤嚥（不顕性誤嚥 silent aspiration）が約半数あるとされており，注意が必要です．一般的に，とろみのついたペースト状の食品よりも，さらさらした液体（水分）のほうが誤嚥されやすく，とくに，飲食物が咽頭にたれ込んで生じる誤嚥は，多くが液体で生じます．VF 検査で気管や喉頭に造影剤の侵入が認められた場合には，むせの有無にかかわらず誤嚥／喉頭侵入を診断します．VF 検査の側面像で

は，喉頭／気管の前壁あるいは後壁を伝って侵入する造影剤は観察しやすいのですが，側壁を伝って落ちる造影剤は見えにくいので，注意深い観察が必要です．

■ 鼻腔への逆流，食塊の残留，食道からの逆流の観察

気管への飲食物の流入（誤嚥）のほかに，鼻腔への逆流，食塊の残留，食道からの逆流も異常所見として診断されます．鼻腔への逆流は，口蓋裂などの形態異常，および脳性麻痺などのため鼻咽腔閉鎖機能障害のある症例にみられます．鼻咽腔逆流の VF 画像を図 2-19 に示します．食塊の残留は，口腔内，喉頭蓋谷，梨状陥凹などに認められます．喉頭蓋谷および梨状陥凹への残留は，嚥下運動が終了に向かい，挙上された舌骨と喉頭が下降するときに，飲食物が呼気と一緒に気管に侵入する喉頭下降期誤嚥の原因となります．喉頭蓋谷および梨状陥凹への試料の残留が著明な症例の VF 画像を図 2-20 に示します．

■ 舌機能の問題の観察

健常者では，口腔内に取り込んだ飲食物をこぼさずに保持することができます．しかし，患者さんの舌機能に

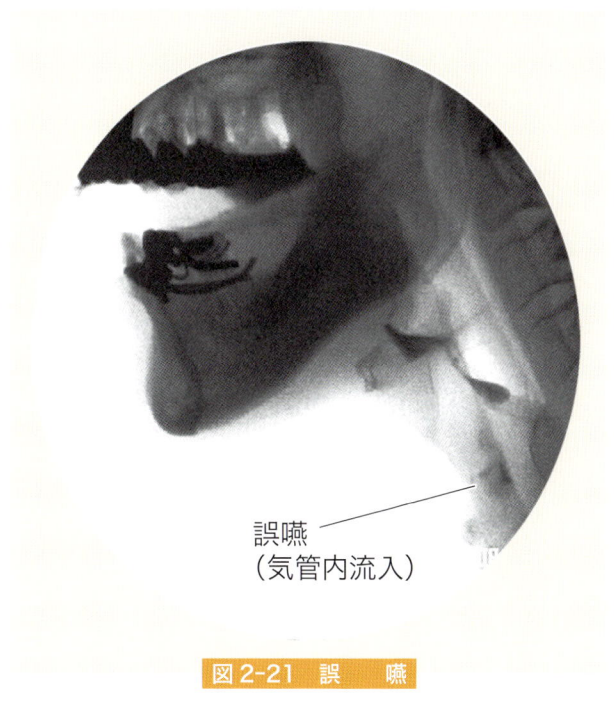

図 2-21　誤　嚥　（気管内流入）

問題があり，飲食物（とくに液体）を口腔内に保持していられない場合には，飲食物が舌背斜面を伝って不随意に咽頭にたれ込む所見が観察されることがあります．このように舌機能が正常でない患者さんは，嚥下反射が起こるのが遅延していることも多く，反射が引き起こされる（喉頭が挙上する）前のタイミングで，飲食物が気管にたれ込む喉頭挙上期誤嚥へとつながることもしばしば生じます．誤嚥された造影剤が気管内に認められるVF画像を図 2-21 に示します．

■嚥下に関連する解剖構造の形態，運動の異常の観察

嚥下障害の患者さんのVF検査では，嚥下に関連するさまざまな解剖構造の形態や運動の異常も観察すべきポイントです．舌，軟口蓋，咽頭壁，舌骨および喉頭蓋は，嚥下の全行程をとおして，運動するタイミングと可動範囲に重要な意味があります．下顎骨の運動は食物を咀嚼する能力を評価する参考になります．咀嚼につづいて食塊を嚥下するときは，上下顎の歯が緊密に咬み合っていることが必要です．舌骨や喉頭を挙上する（引っ張り上げる）筋肉の起点は下顎骨にありますから，下顎がしっかりと固定されていないと嚥下は上手くいきません．脳性麻痺の小児では，舌を前に出す癖があるため口を開けたまま嚥下して誤嚥を起こすことがあります．高齢者では，義歯がないため下顎骨を固定できず，食塊輸送と嚥下のタイミングがずれて誤嚥してしまうことがあります．

■食道からの逆流の有無の観察

食道からの逆流の有無をVF検査で確認するには，嚥下後，数分間にわたってエックス線透視を断続的に行いながら観察をつづけます．しかし，検査時間が長くなることは放射線被曝を考えると好ましくなく，逆流は，食後に時間が経ってから生じるものもあります．逆流の診断は，可能なかぎりVF検査以外の方法によるべきです．

VF検査の基本は側面像ですが，正面像では嚥下された食塊の流れや，喉頭蓋谷あるいは梨状陥凹への食塊残留の対称性を観察することができます．口腔咽頭の腫瘍摘出後の嚥下障害や，脳梗塞後に片側の運動機能が麻痺した症例では，左右側どちらに食塊の残留を生じるかが，治療やリハビリテーションの方針に影響します．症例によっては，麻痺や組織の欠損がある患側に頸をまわして，飲食物が健側を通過するように誘導する，「頸部回旋」が誤嚥の防止に有効なことがあります．

■ 構音に関連する舌尖および軟口蓋の運動の観察

　また，VF検査と同じ検査システムを流用して，構音に関連する舌尖および軟口蓋などの運動を観察することもあります．被検者に「パ」「タ」「カ」などを発声させてエックス線透視画像を記録し，口蓋に対する舌尖の位置，鼻咽腔閉鎖の状況，開口の状況などを評価します．また，正面像により，発声時の声門閉鎖の良否や対称性を観察することもあります．通常，舌尖，喉頭蓋，軟口蓋および声門などの概形は，造影剤を用いなくても観察が可能です．ただし，エックス線透視画像と同じビデオに被検者が発した音声を記録したい場合には，マイクなどの設備が必要になります．

参考文献

1) 嚥下造影の検査法（詳細版），日本摂食・嚥下リハビリテーション学会医療検討委員会2011版案，日本摂食・嚥下リハビリテーション学会誌 15（1）：76-95, 2011
2) 才藤栄一，向井美惠 監/鎌倉やよい，熊倉勇美，藤島一郎，山田好秋ほか 編：摂食・嚥下リハビリテーション 第2版，医歯薬出版，2007
3) 日本嚥下障害臨床研究会 監/小椋 脩，清水充子ほか 編：嚥下障害の臨床 リハビリテーションの考え方と実際，医歯薬出版，1998
4) 金子芳洋，向井美惠 編：摂食・嚥下障害の評価法と食事指導，医歯薬出版，2001
5) 田角 勝，向井美惠 編著：小児の摂食・嚥下リハビリテーション，医歯薬出版，2006
6) 金子芳洋 監，尾本和彦 編，尾本和彦 ほか：障害児者の摂食・嚥下・呼吸リハビリテーション その基礎と実践，医歯薬出版，2005
7) J. A. Logemann 著/道 健一，道脇幸博 監訳：Logemann 摂食・嚥下障害，医歯薬出版，2000
8) 北住映二，尾本和彦，藤島一郎：子どもの摂食・嚥下障害 その理解と援助の実際，永井書店，2007
9) S. E. Langmore 編著/藤島一郎 監訳：嚥下障害の内視鏡検査と治療，医歯薬出版，2002
10) J. Murray 著/道 健一，道脇幸博 監訳：摂食・嚥下機能評価マニュアル 医療面接から訓練計画立案まで，医歯薬出版，2001
11) 藤谷順子，金谷節子，林 静子：嚥下障害食のつくりかた，日本医療企画，1999

嚥下造影検査評価表

カルテNo　　　氏名　　　　生年月日　　　　　検査日　　　　　検査時年齢

病名　　　　　障害　　　　依頼科　　　　　　　　　　主治医

気切　　カニューレの種類　　意識レベル　　　VF回数　　　　ST
常用薬

造影剤　　　　　　　　　増粘剤
模擬食品形態①
模擬食品形態②
模擬食品形態③
模擬食品形態④
模擬食品形態⑤

側面像　　　　模擬食品の種類
　　　　　　　　① ② ③ ④ ⑤

項目	①	②	③	④	⑤
食物の取り込み	□	□	□	□	□
咀嚼・押しつぶし	□	□	□	□	□
口腔内保持	□	□	□	□	□
食塊形成	□	□	□	□	□
口腔残留：前庭部	□	□	□	□	□
口腔残留：口腔底	□	□	□	□	□
口腔残留：舌背	□	□	□	□	□
咽頭への送り込み	□	□	□	□	□
咽頭移動時間	□	□	□	□	□
嚥下反射惹起時間	□	□	□	□	□
口腔への逆流	□	□	□	□	□
鼻咽腔逆流	□	□	□	□	□
食道入口部の通過	□	□	□	□	□
喉頭侵入	□	□	□	□	□
誤嚥	□	□	□	□	□
反射的なむせ	□	□	□	□	□
誤嚥物の喀出	□	□	□	□	□
喉頭蓋谷残留：側	□	□	□	□	□
梨状陥凹残留：側	□	□	□	□	□

義歯
摂食方法
嚥下手技
嚥下方式
試料投与者
検査器具
体幹角度

検査状況コメント

正面像　　　　模擬食品の種類
　　　　　　　　① ② ③ ④ ⑤

項目	①	②	③	④	⑤
通過経路	□	□	□	□	□
喉頭蓋谷残留：正	□	□	□	□	□
梨状陥凹残留：正	□	□	□	□	□
食道残留	□	□	□	□	□
食道内逆流	□	□	□	□	□
胃食道逆流	□	□	□	□	□

側面像コメント

正面像コメント

図2-22　評価シート

項目を，1：不良，2：やや不良，3：良好としてスコアします．また，特記すべき項目はコメント欄に記載します．

嚥下造影検査評価表

氏名　　　　　　　　　生年月日　　　　　　検査日　　　　　　検査時年齢

SpO₂：検査前　　％検査後　　％　　VF 実施医　　　　記録者

口腔の評価

模擬食品の種類
① ② ③ ④ ⑤

- 口唇閉鎖　　　　　□ □ □ □ □
- 下顎の開閉　　　　□ □ □ □ □
- 咀嚼運動：下顎　　□ □ □ □ □
- 咀嚼運動：舌　　　□ □ □ □ □
- 送り込み運動：舌　□ □ □ □ □
- 舌運動対称性　　　□ □ □ □ □
- 舌不随意運動　　　□ □ □ □ □

咽頭の評価

- 形態学的異常：咽頭　　□ □ □ □ □
- 舌根部の動き　　　　　□ □ □ □ □
- 舌骨の動き　　　　　　□ □ □ □ □
- 喉頭運動　　　　　　　□ □ □ □ □
- 咽頭収縮　　　　　　　□ □ □ □ □
- 食道入口部の開大　　　□ □ □ □ □
- 喉頭閉鎖　　　　　　　□ □ □ □ □
- 喉頭蓋の動き　　　　　□ □ □ □ □
- 軟口蓋運動　　　　　　□ □ □ □ □
- 咽頭蠕動波：側　　　　□ □ □ □ □
- 咽頭蠕動波：正　　　　□ □ □ □ □

食道の評価

- 形態学的異常：食道　　　□ □ □ □
- 食道蠕動　　　　　　　　□ □ □ □
- 下部食道括約筋部の開大　□ □ □ □

口腔相コメント

咽頭相コメント

食道相コメント

【解剖学的構造・動きの評価】

図 2-22　つづき

嚥下造影検査評価表

氏名　　　　　　　　生年月日　　　　　　　　検査日　　　　　　　　検査時年齢

推奨食事形態

推奨訓練方法

推奨体幹角度

推奨摂取形式

推奨投与方法

予後

その他コメント

図2-22 つづき

3

嚥下造影にみるパターン

各相（口腔相，咽頭相，食道相）における嚥下造影のパターンを，画像を交えて解説します．

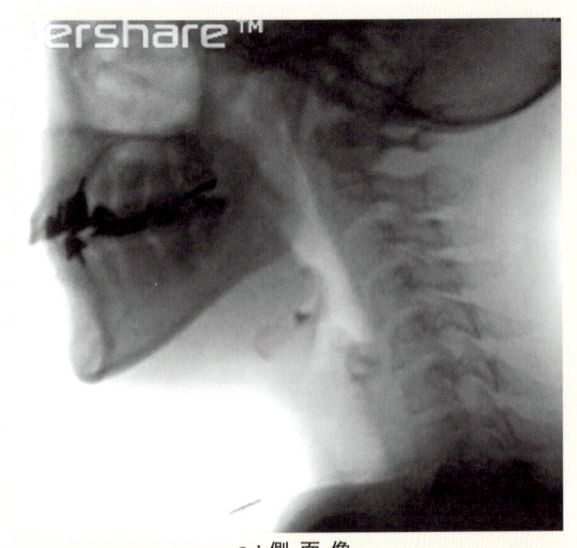

a：側面像

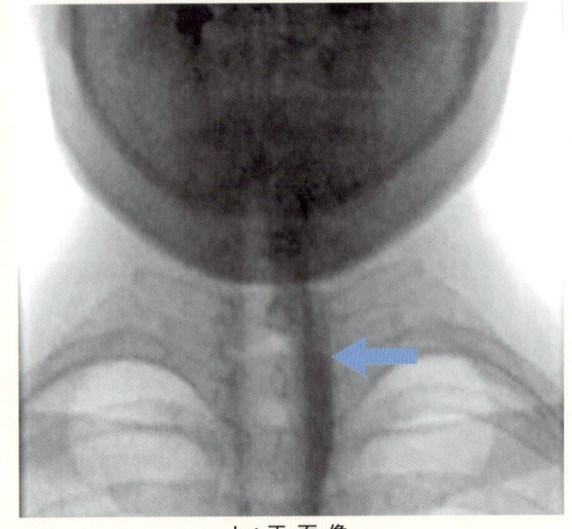

b：正面像
食塊が左側を通過しています．

図3-1　VF検査の側面像と正面像

　本章では，VF検査で観察される正常嚥下，喉頭侵入，喉頭蓋谷残留，梨状陥凹残留，誤嚥，食道入口部開大不全について解説します．

　まず，VF検査で観察される画像を図3-1に示します．VF検査を行う際には，これら口腔相から食道相が確認できるように撮影条件を調節します．食塊の通過の左右差を確認する必要がある場合を除いて，通常は，図3-1-aに示すように側面像から行います．誤嚥を確認する場合には，側面像が最も確認しやすい方向になります．し

かし，片麻痺を生じるような脳血管障害の患者さんの場合には，食塊の通過の左右差を確認することで，摂食姿勢や摂食手技の決定に重要な情報となるので，症状に合わせて正面像（図3-1-b）の撮影を行います．

　解説にあたり，検査方法を次に示します．
・摂食姿勢：座位
・摂食方法：自立
・摂食手技：自由嚥下
・検査食（模擬食品）：30 w/v％バリウム

1 正常嚥下

●動画①：正常嚥下

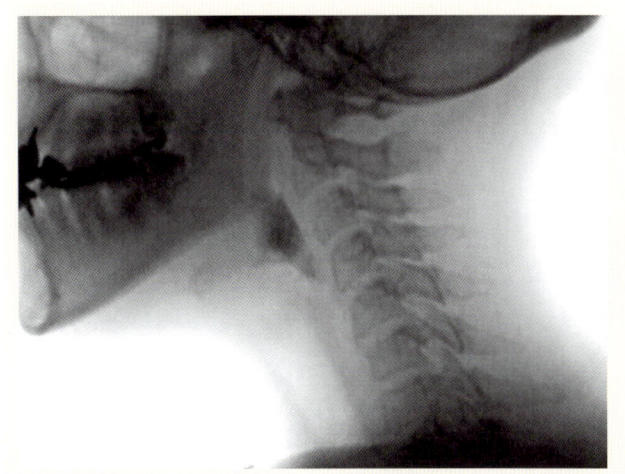

a：捕食された食物が，舌背と軟口蓋の密着によって，奥舌から舌根に向かって咽頭相に流れ込んでいます．

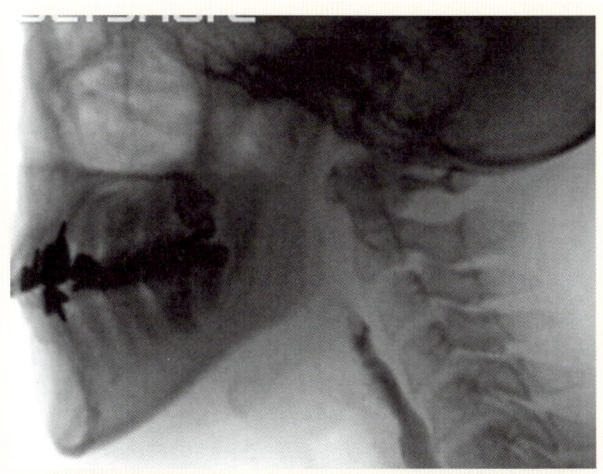

b：咽頭相は不随意運動になります．食塊が通過すると，咽頭前壁と後壁の蠕動運動が確認できます．画像では咽頭の空間が消失した状態が観察できます．

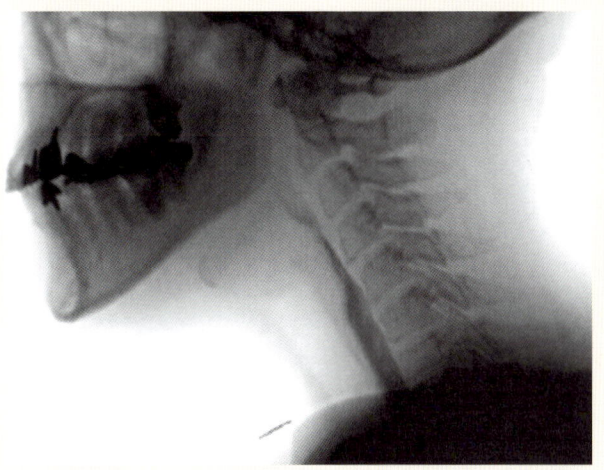

c：食道入口部に到達した食塊は，食道の蠕動運動によって胃に移送されます．

図3-2　正常嚥下

　捕食された液体は，舌背と軟口蓋の密着によって奥舌から舌根に向かって咽頭相に流れ込みます（図3-2）．食塊を乗せた舌は，上下，前後に波状の複雑な動きをみせながら，食塊を後方へ移送します．移送時は上下唇が閉鎖している状態が観察できます．また，軟口蓋が拳上し，鼻咽腔が閉鎖される様子が観察されます．
　口腔相を通過した食塊は，咽頭相に移送されます．こからは不随意運動になります．食塊が通過すると，咽頭前壁と後壁の蠕動運動が確認できます．画像では，咽頭の空間が一瞬のうちに消失します．その後，喉頭蓋谷を通過すると同時に喉頭蓋が後方に倒れ込み，器官への食塊の流入を妨げます．さらに，梨状陥凹を通過し食道入口部に到達します．食道入口部に到達した食塊は，食道の蠕動運動によって胃に移送されます．

2 喉頭侵入

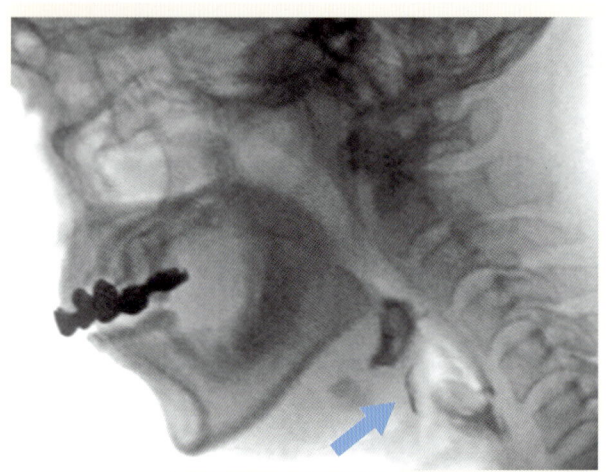

何らかの原因で，嚥下反射惹起時間が遅延したり，喉頭の挙上が不十分になると，食塊が気道に侵入する像（図 3-3）が観察されます．侵入の程度によって状態が区別され，声門の上の部分までの侵入を，喉頭侵入といいます．VF 検査では，嚥下前，嚥下中，嚥下後に喉頭蓋谷から気管に向かって食塊が侵入する像が観察されます．

声門の上の部分までの侵入を，喉頭侵入といいます．喉頭蓋谷から気管に向かって食塊が侵入する像が観察されます．
図 3-3 喉頭侵入

3 喉頭蓋谷残留

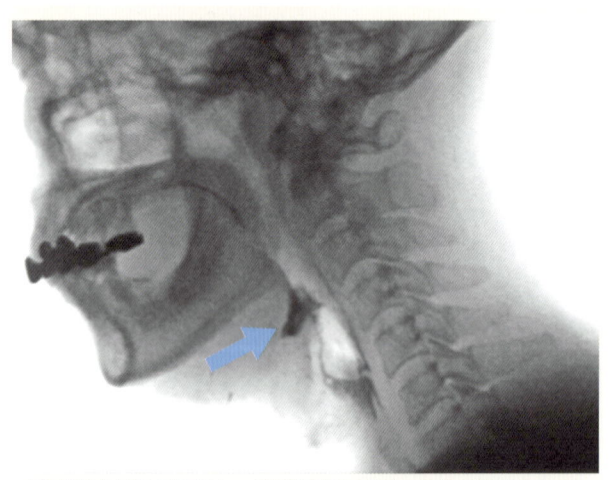

奥舌から移送された食塊が咽頭相に移送され，喉頭蓋を越える直前に喉頭蓋谷に残留する像（図 3-4）が観察されます．生理的に残留することもありますが，聴診器などで頸部を聴診すると，泡を吹くような音が聞き取れることがあります．この場合には，喉頭蓋谷に多量に食塊が残留し，誤嚥を引き起こす可能性があるため，吸引を行う必要があります．

喉頭蓋を越える直前に，喉頭蓋谷に残留する像が観察されます．生理的に残留することもあります．
図 3-4 喉頭蓋谷残留

4 梨状陥凹残留

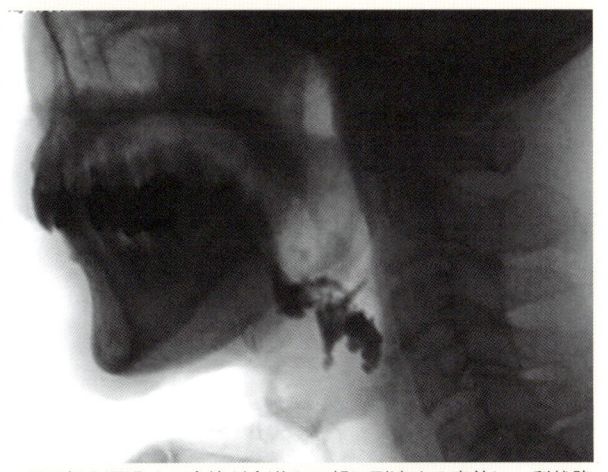

咽頭蓋谷残留同様，咽頭相を通過する食塊が食道入口部に到達する直前に梨状陥凹に残留する像（**図3-5**）が観察されます．生理的に残留しますが，患者さんは，「物が引っ掛かったような感じがする」と訴えることがあります．

咽頭相を通過する食塊が食道入口部に到達する直前に，梨状陥凹に残留する像が観察されます．

図3-5 梨状陥凹残留

5 誤　嚥

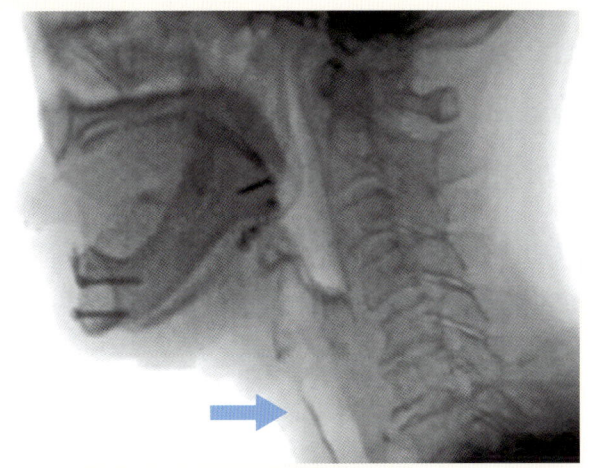

声門上に食塊が侵入した状態を喉頭侵入というのに対し，声門下に食塊が侵入した状態を誤嚥（**図3-6**）といいます．VF検査では，喉頭蓋が閉鎖する前に直接気管に流入する像や，喉頭蓋谷に残留した食塊が喉頭蓋を乗り越えて気管に流入する像として観察されます．通常は，気管に流入した像が確認できると咳反射が誘発され，激しく咳き込みます．しかし，気管に流入したにもかかわらず咳き込みがみられないことがあります．前者を顕性誤嚥，後者を不顕性誤嚥といいます．不顕性誤嚥は，誤嚥性肺炎を起こす原因の1つです．

声門下に食塊が侵入した状態が観察されます．このとき咳反射が誘発され，激しく咳き込みます．

図3-6 誤　嚥

6 食道入口部開大不全

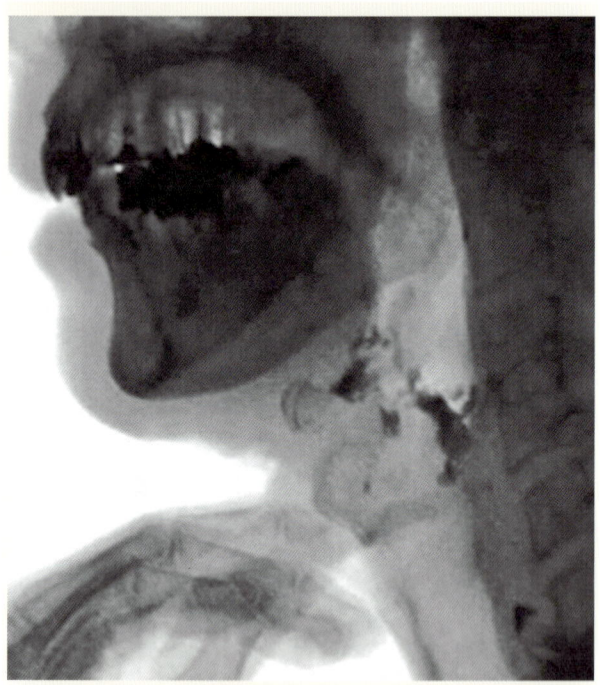

口腔相，咽頭相を通過した食塊は，食道相へ移送されます．通常，食道は，咽喉頭，器官と異なり，普段は閉鎖されています．梨状陥凹を越えた食塊は食道入口部に到達し，食道の蠕動運動が開始されます．入口部の開大不全（図 3-7）の場合には，食塊が梨状陥凹直下に残留した像が観察されます．

梨状陥凹を越えた食塊は食道入口部に到達し，食道の蠕動運動が開始されます．食道入口部開大不全の場合には，食塊が梨状陥凹直下に残留した像が観察されます．

図 3-7　食道入口部開大不全

4 症例にみる嚥下造影

嚥下障害を代表とする疾患の，特異的な嚥下動態の像について解説します．

1 頭頸部疾患

ここでは，おもに舌癌術後のVF検査について解説します．とくに，再建を要する舌癌の手術は，嚥下機能に必要な舌骨上筋群をはじめ，顔面神経や知覚神経を切除するため，嚥下障害が生じる可能性が高くなります．また，手術後の追加治療として放射線化学療法が行われることが多くなり，その結果，放射線照射後の頸部瘢痕が嚥下機能に影響を及ぼすこともあります．

●動画②：舌癌リハビリテーション前

症例1　32歳，女性，右側舌扁平上皮癌（T4N1M0）

《術　式》気管切開，両側頸部郭清術，舌可動域亜全摘，広背筋皮弁による血管柄付き再建

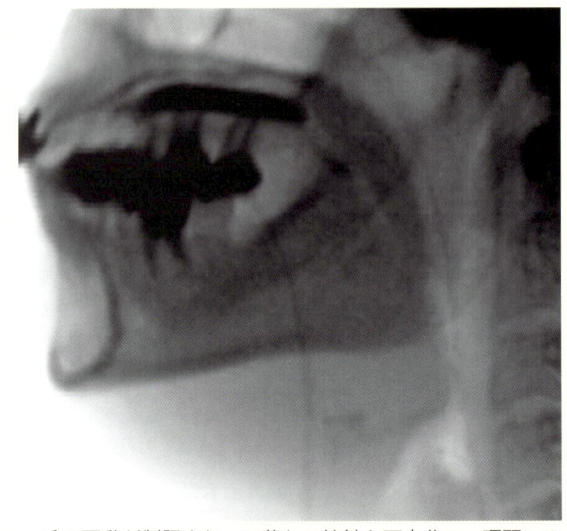

舌の可動が制限され，口蓋との接触も不十分で，咽頭への送り込みが困難になります．

図4-1　リハビリテーション前の口腔相

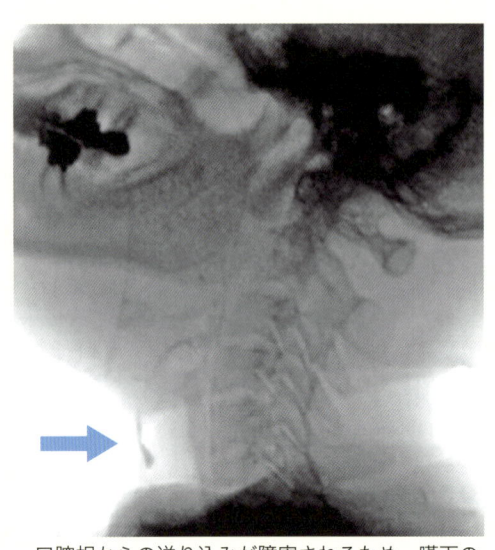

口腔相からの送り込みが障害されるため，嚥下のタイミングにずれを生じ，誤嚥につながります．

図4-2　リハビリテーション前の咽頭相

再建された皮弁は可動域が制御されます．食塊を取り込んだあと，舌と口蓋の接触が困難になり，食塊の移送が困難になります（図4-1）．その結果，咽頭相における嚥下反射惹起時間が遅くなり，嚥下のタイミングにずれを生じます．また，喉頭蓋谷に食塊の残留も多くなります．そのため，少量の食塊，3 mL程度の液体でも容易に喉頭侵入や誤嚥を引き起こします（図4-2）．

VF検査の結果より間接訓練を開始しました．舌の運動が困難なことから，咽頭相のリハビリテーションを重点的に行いました（アイスマッサージ，メンデルソン手技，うなずき嚥下）．

最初のVF検査から約3週間後，再度検査を行った結果，咽頭から食道への通過はスムーズに行われるようになりました（図4-3）．

● 動画③：舌癌リハビリテーション後

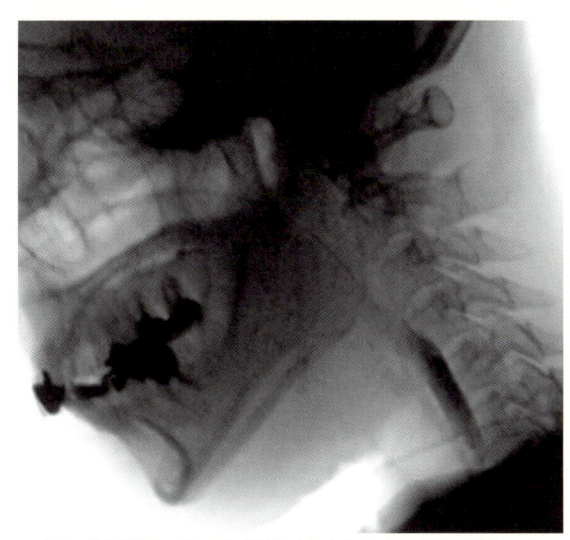

うなずき嚥下，息こらえ嚥下を中心とした間接訓練によって，誤嚥なく摂食が可能になりました．

図4-3　リハビリテーション後

2　神経疾患

症例2　70歳，女性，嚥下障害の精査

《既往歴》
　右小脳，延髄外側脳梗塞，高血圧，糖尿病

《現病歴》
　平成23年1月1日10時就寝後，トイレ覚醒時の3時30分より，めまいと嘔吐が出現．少し待っても症状が改善しないため，救急車にて当院救急外来に搬送されました．頭部CT，MRIにて脳梗塞急性期と診断，治療目的に緊急入院となりました．入院後，オザグレルNaを投与しています．1月4日から食事開始の指示がありましたが，嚥下障害のため経口摂取できず，言語聴覚士（ST）訓練開始となりました．訓練開始後1週間を経過しても，まったく嚥下反射が起こらないため，精査目的に当科を受診されました．

《訓練法と経過》
　頭部・口腔周囲の可動域（ROM），発声練習，アイスマッサージ，甘味訓練，嚥下反射促通手技より開始

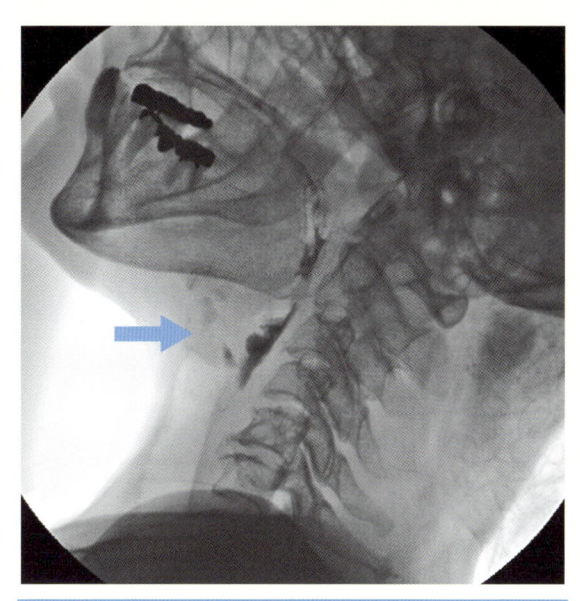

図4-4　食道入口部の開大不全のため梨状陥凹に残留

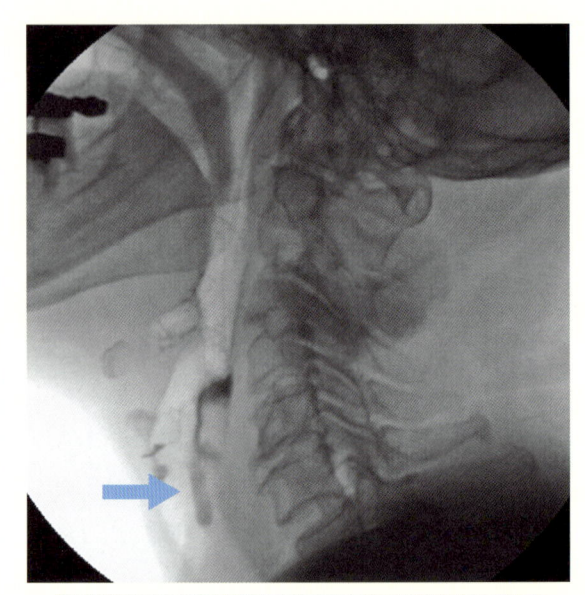

図4-5 梨状陥凹に残留した造影剤の気管流入

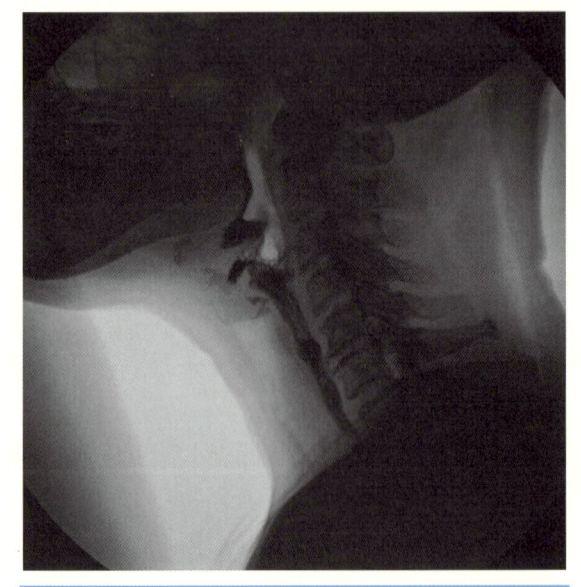

図4-6 食道入口部の開大不全が改善し，食道へ流入

しました．途中から，メンデルゾーン手技を加えた間接訓練を行いましたが，食道入口部の開大不全は改善しなかったため，2月7日以降，食道入口部バルーン拡張法を追加したところ，2月28日のVF検査で，食道入口部の開大が認められるようになりました．

《VF検査所見》

1回目：1月17日（図4-4　●動画④：脳梗塞1）

口唇閉鎖は可能でしたが，軽度の舌の送り込み障害を認め，嚥下反射が起こらなくなっていました．さらに，舌骨および喉頭挙上運動障害を認めるとともに，食道入口部の開大不全のため，梨状陥凹への食物の残留が持続していました．

2回目：2月7日（図4-5　●動画⑤：脳梗塞2）

食道入口部の開大不全は改善なく経過し，後頭蓋の運動障害も著明で，喉頭閉鎖ができず，嚥下中および嚥下後誤嚥を認めました．

3回目：2月28日（図4-6　●動画⑥：脳梗塞3）

約3週間のバルーン拡張法によるリハビリテーションを行ったところ，食道入口部の開大が可能，嚥下反射も正常となり，誤嚥なく嚥下できるようになりました．

延髄，小脳の梗塞（図4-7，8），すなわち，ワーレンベルグ症候群は，球麻痺により重度の嚥下障害をきたすことが多いといわれています．病態はさまざまで，本症例では，右梗塞で右側舌運動障害および咽頭筋麻痺がみられたものの軽度で，舌運動は比較的早期に回復しました．2回目のVF検査において舌運動，嚥下反射惹起不全の改善は認めたものの，食道入口部の開大がまったく認められなかったことから，ただちに食道入口部バルーン拡張法を用いたことで，比較的早期に改善，入院3か月で経口摂取が可能になりました．

このように，病態を正確に把握し，効果的なリハビリテーションの方法を選択するために複数回のVF検査を施行することは重要です．検査時期については，ほかの部位のリハビリテーションの進行度や認知の改善度も参考にするとよいでしょう．

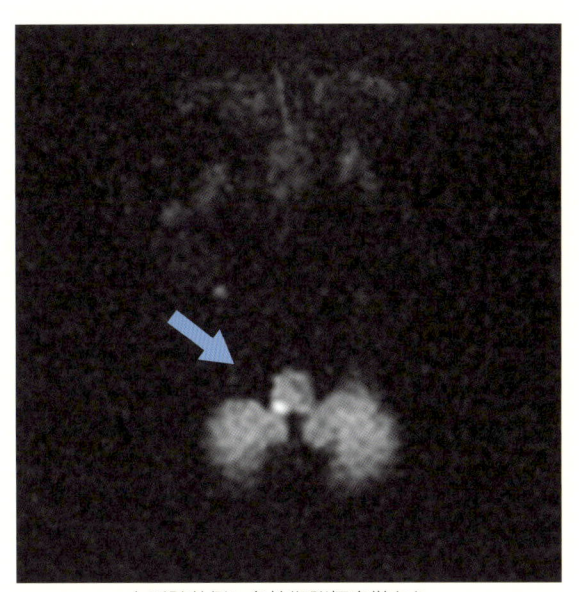

図4-7 脳MRI（DWI画像）
右延髄外側に急性期脳梗塞巣あり．

図4-8 脳MRI（FLAIR画像） 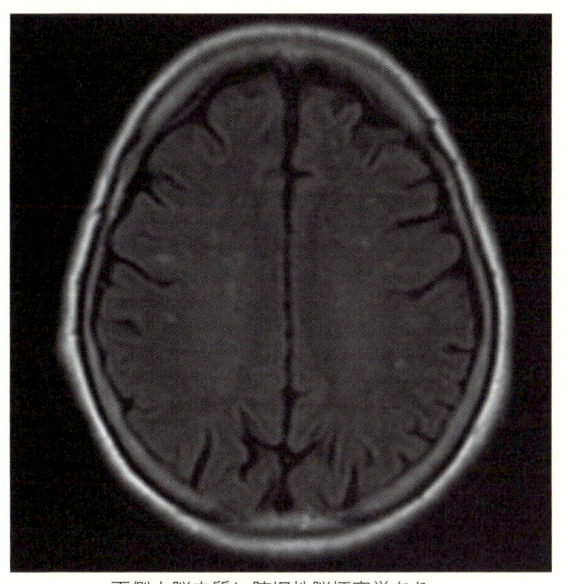
両側大脳皮質に陳旧性脳梗塞巣あり．

症例3　81歳，男性，嚥下障害の精査

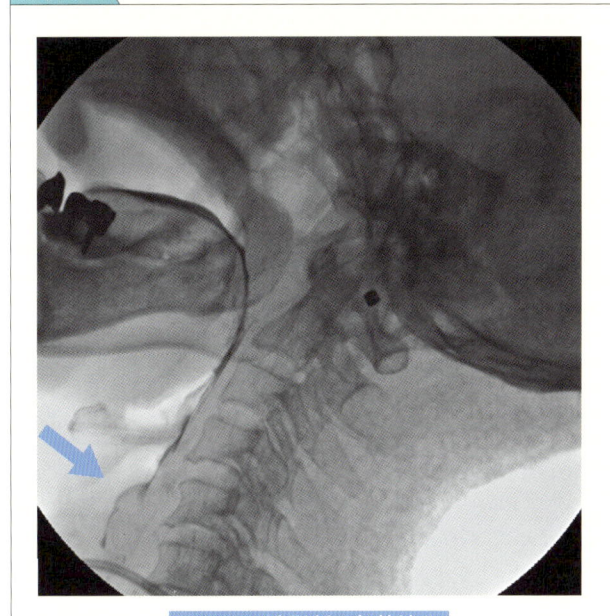

図4-9　造影剤の気管流入

《既往歴》
　両側多発性脳梗塞（陳旧性），左放線冠急性脳梗塞，高血圧，誤嚥性肺炎，播種性血管内凝固症候群（DIC）

《現病歴》
　平成22年7月22日，当院で通院リハビリ施行．帰宅直後より右上下肢の脱力感が増悪したため急性脳梗塞と診断され，緊急入院となりました．入院後，嚥下は可能でしたが，入院3日後に誤嚥性肺炎を認め，絶食となりました．肺炎，DICが改善した8月5日，食事開始前の嚥下評価目的に当科を紹介されました．

《訓練法と経過》
　右運動障害（舌，咽頭），舌尖挙上困難を認めたことから，頸部・口腔周囲の可動域（ROM），構音訓練を施行し，アイスマッサージ，甘味訓練により嚥下反射を促しました．さらに，ブローイング（ストロー吹き），嚥下反射促通手技を加え訓練したところ，約1か月半後には改善し，スクリーニングテストにて良好な結果を得ました．その後，VF検査を施行したところ，著明な嚥下機能の改善を認め，ほぼ正常な嚥下動

39

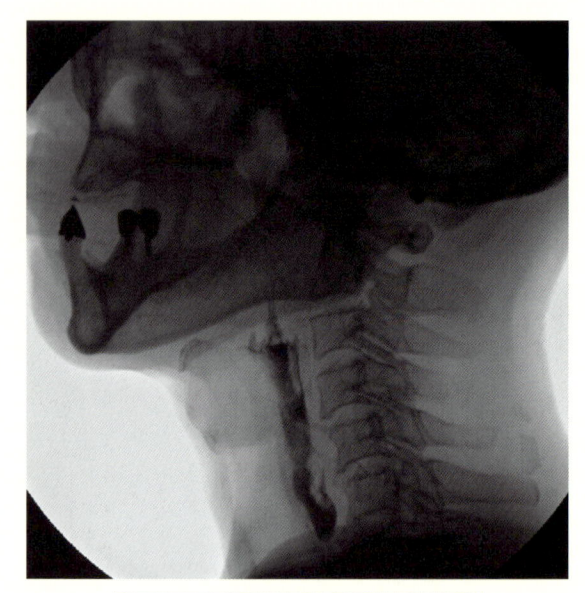

図 4-10 造影剤の正常嚥下が可能

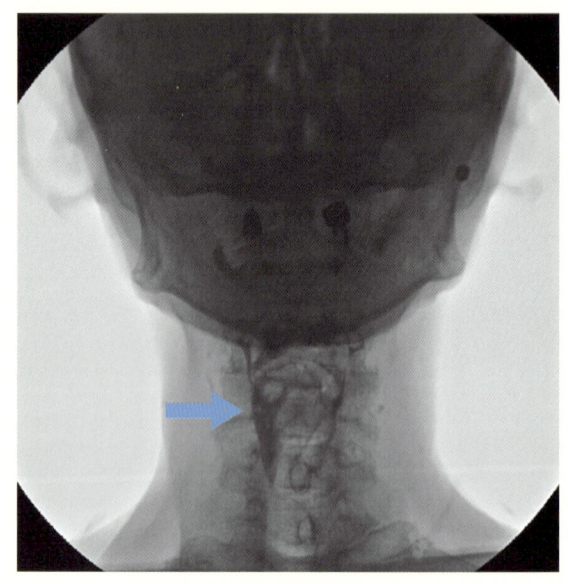

図 4-11 VF 正面像（右側優位嚥下）

態を確認し，経口摂取を開始しました．

《VF 検査所見》

1 回目：8 月 10 日

（図 4-9　●動画⑦：脳梗塞 1）

舌の送り込み不良，嚥下反射惹起不全を認め，食物の口腔内残留と梨状陥凹残留がみられました．水は口腔内に長時間残留したあと，嚥下反射が起こることなく喉頭内，気管内へと流入し，むせはみられませんでした．

2 回目：9 月 30 日

（図 4-10，11　●動画⑧⑨：脳梗塞 2，3）

舌の送り込みは改善し，舌骨・喉頭挙上も改善しました．さらに，喉頭蓋の反転は良好，喉頭閉鎖も十分で，誤嚥なく 5 mL の水を飲むことができました．正面像で，やや右のほうが優位に通過していましたが，左の通過障害の改善も認めました．

多発性脳梗塞の既往があるものの，今回の新しい梗塞が起こるまで明らかな嚥下障害は認めませんでした．このことから，今回の左放線冠脳梗塞（図 4-12，13）が嚥下障害の原因になった可能性が考えられます．

今回のような高齢者の場合，リハビリテーションの効果が現れるまで緩慢であることから，改善までに 1 か月以上の時間を要しました．しかし，栄養状態の改善と，体幹，四肢の運動能力の改善に比例して嚥下能力も改善しました．

2 回目の VF 検査後より経口摂取が可能になったものの，約 1 か月後に誤嚥性肺炎が再発しました．その後，一気に嚥下機能は悪化し，胃瘻（PEG）を造設したあと，長期にわたり嚥下障害の治療が行われました．

このように，高齢者で多発性脳梗塞の既往がある場合には，改善した嚥下機能を維持するために，リハビリテーションを継続しながら，注意深く慎重に経過観察を行う必要があります．

経過観察の際には，定期的なスクリーニング検査と，必要に応じて VF 検査を行います．リハビリテーション評価のための VF 検査については，一人ひとりの患者さんの年齢，梗塞巣の部位などを考慮しつつ，リハビリテーションの効果を見極めながら，適切な時期に行うようにします．

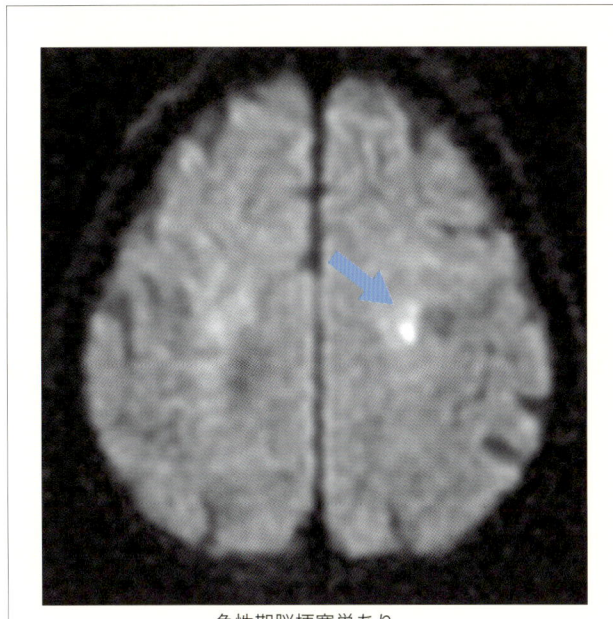

急性期脳梗塞巣あり．
図 4-12　脳 MRI（DWI 画像）

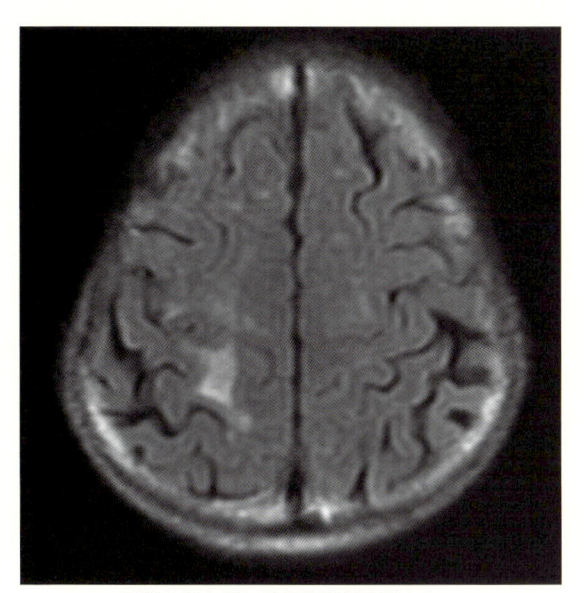

両側大脳皮質に陳旧性脳梗塞巣あり．
図 4-13　脳 MRI（FLAIR 画像）

| 症例4 | 83歳，女性，多発性脳梗塞 | ●動画⑩：多発性脳梗塞 |

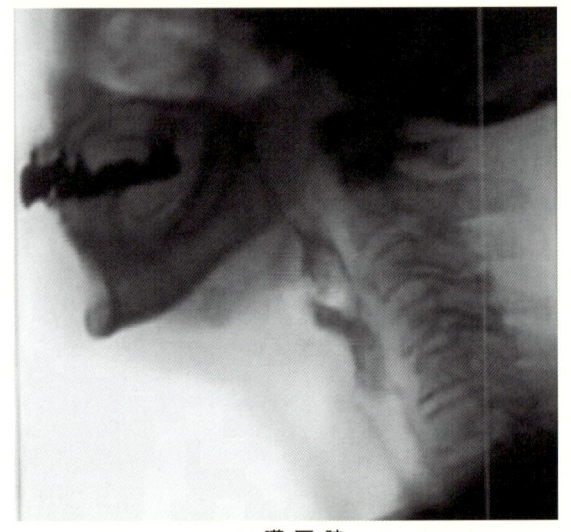

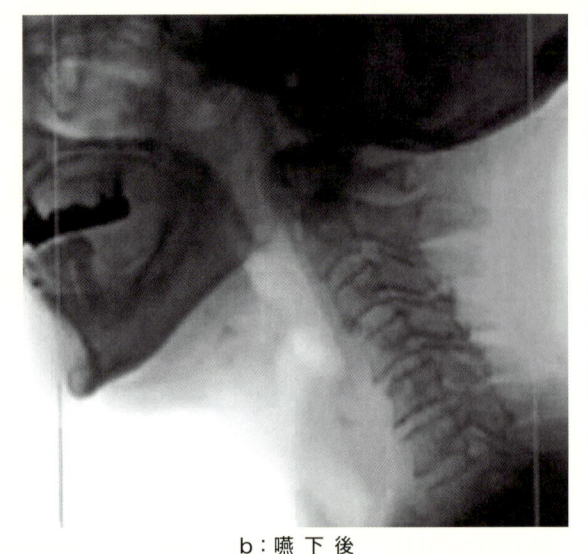

a：嚥下時　　　　　　　　　　　　　　　　　　　b：嚥下後

嚥下時，嚥下後，いずれも良好な嚥下運動がみられました．

図4-14　とろみ水を嚥下

　生活はほとんど支障がなく，常食を自力で摂取できており，脳梗塞による障害は認められませんでした．
　口腔内は，咽頭反射が鈍く，左右差はありません．
　RSST（反復唾液嚥下テスト）：2回
　上下顎部分床義歯を使用されています．

《既往歴》
　高血圧，腸閉塞，緑内障

《現病歴》
　耳下腺腫瘍（全身麻酔下で手術施行）の術後より，めまいが出現したため脳外科を受診されました．多発性脳梗塞と診断され，抗血栓薬の内服のみで外来通院下での経過観察となりました．約1年後，食事の際に飲み込みづらく，むせ込むようになったためVF検査を施行しました．

《VF検査所見》
　方法：とろみ水　→水（とろみなし）
　結果：とろみ水は，口腔内保持，嚥下反射，送り込み，食道口の開口すべて，おおむね良好でした（図4-14）．
　水（とろみなし）は，嚥下反射，送り込み，食道口の開口は良好なものの，口腔内保持は困難でした．
　左右差はなく，咽頭反射低下による，たれ込みがみられました．
　対策：食事のときは，姿勢を正して，顎を引いて食べるように指示しました．とくに，とろみなしの飲み物（うがいも同様）は，なるべく上を向かないで飲むように指示しました．
　アイスマッサージや，冷水を飲むことで咽頭を刺激し，食事の準備運動をします．

4 症例にみる嚥下造影

症例5　82歳，男性，認知症・廃用症候群

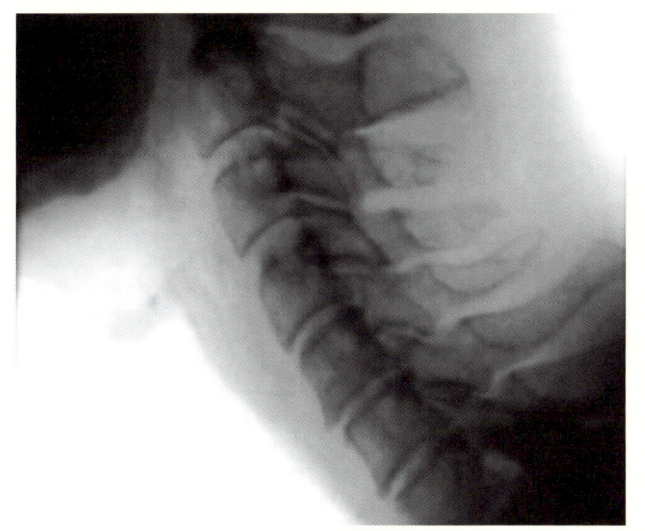

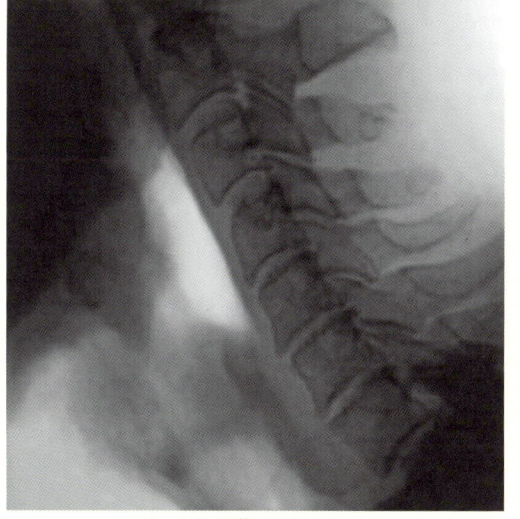

●動画⑪：認知症，廃用症候群

a：嚥下時　　　　　　　　　　　　　　　　　　b：嚥下後

嚥下時の咽頭閉鎖機能，嚥下後の食物の残留はみられず，おおむね良好な嚥下運動がみられました．

図4-15　ヨーグルトを嚥下

　ほとんどのことは理解でき，会話もできますが，数分すると忘れてしまい，覚醒レベルは，時間帯によってむらがありました．歩行困難となり，ベッドもしくは車いすを使用しています．食事は，スプーンを使用し，自力で可能です．

　口腔内は咽頭反射がなく，左右差はありません．舌突出，頬膨らまし，口唇突出などの運動機能障害はありません．

　RSST：2回

　義歯は使用せず，残存歯は多数あります．

　とろみ水，水（とろみなし）ともに，むせ，湿性嗄声はなく，嚥下運動も比較的スムーズです．

《既往歴》

　緑内障

《現病歴》

　ADL（日常生活動作）はほぼ自立していましたが，微熱が2週間つづき，食欲不振，歩行困難を認めたため内科を受診されました．誤嚥性肺炎と診断され，入院，加療となりました．入院後約3週間絶食，PPN（末梢静脈栄養法）での栄養摂取を行っていましたが，肺炎が改善したため，ペースト食を開始しました．しかし，ペースト食が嫌いで，食欲不振がつづいていたため，食形態をあげることができるかどうか，VF検査による評価を行いました．

《VF検査所見》

　方法：ヨーグルト →刻み食（だいこん，トマト）→全粥 →常食（酢の物，きゅうり，わかめ）→米飯 →味噌汁

　結果：すべて誤嚥なくスムーズに咀嚼，嚥下可能でした．捕食，咀嚼，咽頭閉鎖機能，食塊の送り込み，食道口の開口もほぼ問題ありませんでした（図4-15）．

　梨状陥凹に食物の軽度の残留を認めましたが，繰り返し嚥下を行うことでスムーズに流れました．

　対策：食形態をあげることは可能で，複数回嚥下を定期的に行うように指示しました．食事中，時間が経過すると，健忘により食事をやめてしまうことがあるため，定期的に見守り，覚醒レベルの良い時間帯に摂取するように指示しました．

43

症例6 71歳，女性，右小脳・延髄梗塞　　　　　　　　　　　　　●動画⑫：右小脳・延髄梗塞

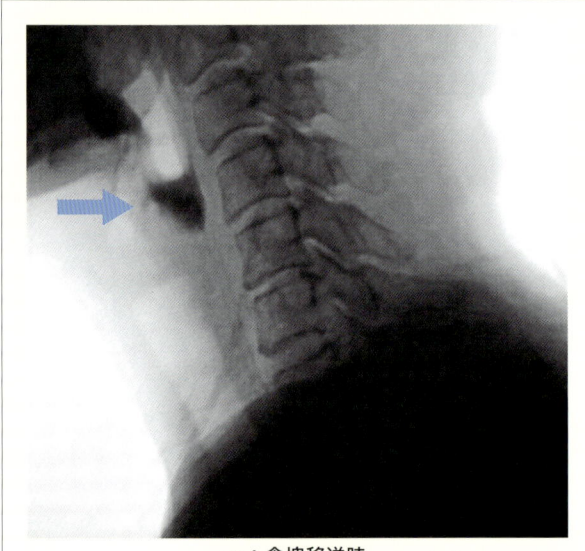

a：食塊移送時 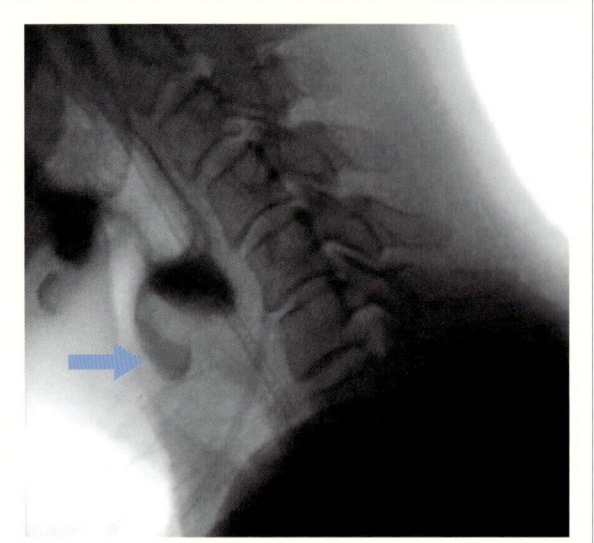　　　　　　　　　　　　　　　b：嚥下時

喉頭蓋谷の食物の残留が著明にみられました．
さらに，嚥下時は梨状陥凹に残留が著明で，嚥下運動とともに誤嚥が生じていました．

図4-16　食塊移送時

　意識レベルは正常で，見当識障害はありません．会話は，ややこもるものの可能でした．歩行はやや困難で，車いすを使用しています．体勢保持はやや困難で，車いす乗車中，頭部が傾くときがありました．手指は軽度振戦を認め，左手に違和感を認めます．

　口腔内は咽頭反射はなく，左右差はありません．舌突出，頬膨らまし，口唇突出などの運動機能障害はありません．

　RSST：空嚥下は不可能，舌骨の挙上は不良でした．

　常に痰がからみ，喉の感覚がわからないと訴えられましたが，痰の自力喀出は可能でした．

　嚥下反射は起こらず，右口角周囲に軽度知覚鈍麻を認めました．義歯は使用せず，残存歯が多数存在しました．

《既往歴》
　子宮筋腫，白内障

《現病歴》
　ADLは自立していましたが，食後，嘔気，めまいが出現したため，近内科を受診し，点滴が行われました．内服薬を処方され帰宅したものの，咽頭閉塞感も出現し，嘔吐したため，救急外来を受診され，右小脳・延髄梗塞と診断，入院加療となりました．翌日，STによる評価を行いましたが，嚥下運動が悪いため，VF検査での評価を行うことになりました．

《VF検査所見》
　方法：とろみ水 →水（とろみなし）

　結果：とろみ水は，口腔内保持，嚥下反射，送り込み，食道口の開口すべてが不良でした．舌の前後の送り込みはほぼできるものの，梨状陥凹に残留したまま誤嚥しました（図4-16）．

　水（とろみなし）は，口腔内保持，嚥下反射，送り込み，食道口の開口すべてが不良で，100％誤嚥しました．喀出，空咳は可能でした．

　対策：直接訓練は困難と判断しました．加えて，食道口が開かないため，専門的な訓練や処置が必要でした．当面は間接訓練および痰の自己喀出をつづけることになりました．

症例7　79歳，男性，進行性核上性麻痺（PSP）

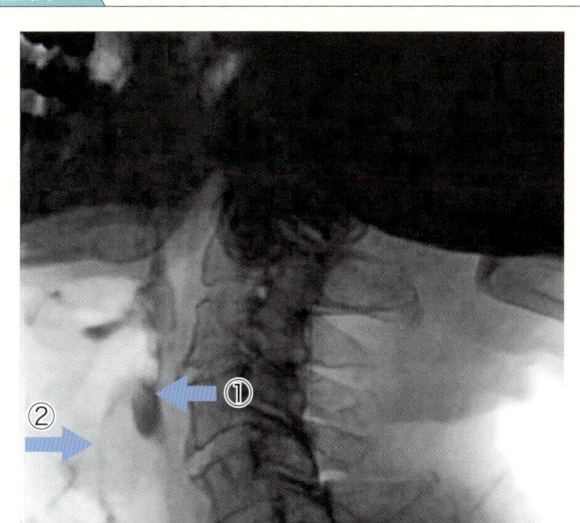

●動画⑬：進行性核上性麻痺

梨状陥凹からあふれ出た食塊は，気管に侵入し，明らかな誤嚥がみられました（②）．

図4-17　梨状陥凹の著明な残留（①）

《既往歴》

特記事項なし．

《現病歴》

66歳ころから歩き方がおかしくなり，近医にてパーキンソン病と診断されました．投薬による改善がみられないため，あらためて神経内科を受診し，進行性核上性麻痺と診断されました．その後，徐々に症状が悪化し，近年，寝たきり，全介助となりました．さらに，時々肺炎を繰り返していました．食形態は，とろみつきの水分とペースト食でしたが，日によってむせることもありました．今回，肺炎が重症になり，入院し，気管切開，胃瘻（PEG），膀胱瘻の造設が行われました．絶食，抗菌薬の投与を行い，現在，肺炎は落ち着いています．絶食期間が約3週間あり，嚥下機能評価のためVF検査を施行しました．

《VF検査所見》

方法：とろみ水

結果：口唇による捕食は問題ありませんでしたが，口腔内保持が困難で，食塊のほとんどが咽頭へたれ込み，喉頭蓋，梨状陥凹に残留しました（図4-17）．嚥下反射はほとんど起こらず，ごくまれに突発的に起こったときのみ食道口が開きました．梨状陥凹からあふれ出た食塊は気管に入り，気管カニューレ上に残留しました．体動などでカフを超えると，むせて痰と一緒に喀出しました．気管での反射は正常に機能しているため，誤嚥しても，ある程度むせて喀出することができました．

対策：直接訓練は困難と判断しました．絶食でも痰や唾液での誤嚥の可能性が高く，気管食道分離術など外科的な処置を検討しました．当面は，間接訓練および痰の頻繁な吸引をつづけることになりました．

口頭指示の理解は可能ですが，構音障害があり，意思の疎通は困難（発話明瞭度Ⅲ～Ⅳ）でした．体勢保持は困難で，右手の挙手以外は自力での体動は不可能でした．頸部は，後屈したまま硬直が著明でした．

口腔内は咽頭反射がなく，左右差はありませんでした．開閉口，舌と口唇の運動は可能ですが，頬の膨らまし，へこませは困難でした．痰が多く，常に口腔咽頭に残留し，自己喀出は不可能でした．

RSST：空嚥下は不可能，舌骨の挙上は不良でした．

常に痰がからみ，喉の感覚がわからないと訴えられました．嚥下反射はほとんど起こりません．欠損歯はなく，歯列に問題は認めませんが，意図的に咬合することは不可能でした．

症例8 78歳，女性，脊髄性進行性筋萎縮症　　　　　　　　　　●動画⑭：脊髄性進行性筋萎縮症

←喉頭蓋谷残留

→梨状陥凹残留

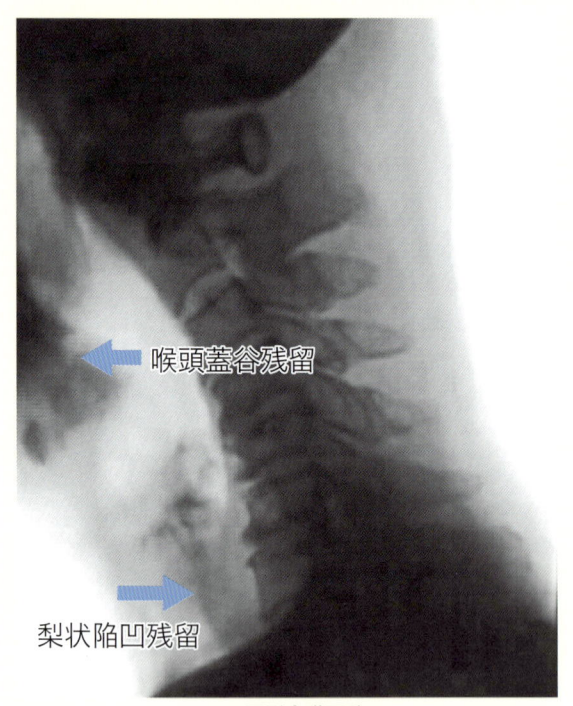

a：固形食嚥下時　　　　　　　　　　　　　　　　b：交叉嚥下後

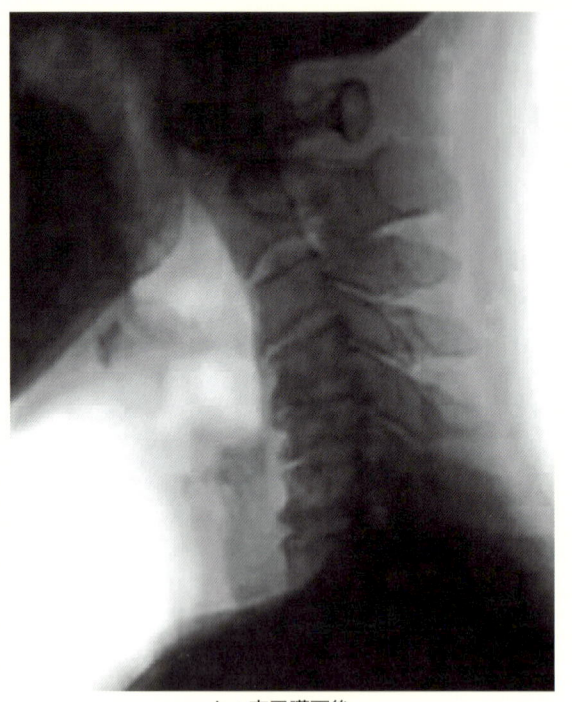

喉頭蓋谷や梨状陥凹に食物の残留がみられましたが，とろみ水と交叉嚥下させることによって残留は改善されました．

図4-18　固形食嚥下時

　生活はほとんど支障がなく，常食を自力で摂取できていました．会話時，若干の開鼻声がありました．鼻咽腔閉鎖不全のため，水分を取り込んだあと，下を向くと，ときどき鼻から水が出てしまいました．

　口腔内は，咽頭反射が鈍く，左右差はありません．
　RSST：いくらか動くものの困難でした．食事時の嚥下反射は比較的スムーズですが，舌骨挙上量は不十分でした．

　右下顎臼歯部に部分床義歯を使用されており，残存歯は問題ありませんでした．

　これまで，嚥下訓練（食事前の準備運動）として，①開閉口し，顎の運動，②舌，表情筋を自力でよく動かす，③冷水によるうがいを行っていました．

《既往歴》
　橋本病

《現病歴》
　20年ほど前から，徐々に両手が使いにくい，しゃべりにくいという症状が徐々に進行しました．10年ほど前から会話が困難となり，4年前，食事のときむせやすく，飲み込みにくくなったため神経内科を受診し，脊髄性進行性筋委縮症と診断され，外来通院にて嚥下機能訓練を行っていました．4年ほど経過しても病状や摂食・嚥下状況に急速な悪化は認められませんでしたが，今回，嚥下評価のためにVF検査を施行しました．

《VF検査所見》
　方法：とろみ水　→卵焼き　→根菜類煮物　→米飯　→水（とろみなし）→具入り味噌汁

　結果：すべての食材において捕食，咀嚼は正常でしたが，嚥下反射が起こる前に咽頭へのたれ込みを認めました．たれ込んだ食塊は梨状陥凹に残留し，数回空

嚥下することで分割して食道口に入りました．咀嚼が不十分で，食塊が大きいと誤嚥しやすい状態でした．水分で交叉嚥下（食物と，ゼリーや少量の水を交互に嚥下）すると送り込みやすくなりました（図4-18）．塊が喉に停滞して嚥下困難な場合には，咳を強くすることで口腔内にいったん戻すことができ，再咀嚼して再嚥下することができました．

肉や餅などは警戒するため，最初から小さくするか，小さくなるまで咀嚼して嚥下しています．しかし，卵やパンなどは軟らかいため，つい油断すると，詰まって呼吸困難になることがありました．

対策：1回量を少なくし，とくに，食形態で油断しないようにしました．喉に詰まった感じがなくなるまで空嚥下を行い，困難な場合には，とろみ水で交叉嚥下を行います．喉に詰まった感じがつづいているあいだは，会話や深呼吸をしないように指示しました．

症例9 79歳，女性，パーキンソン症候群　　　　●動画⑮：パーキンソン症候群

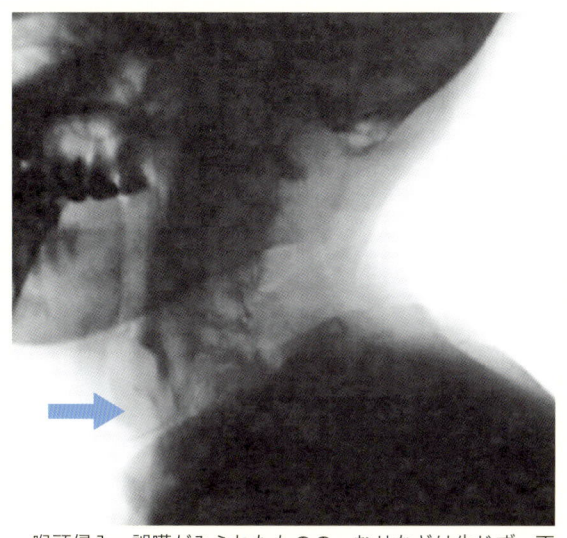

喉頭侵入，誤嚥がみられたものの，むせなどは生じず，不顕性の誤嚥が疑われました．
図4-19　液体嚥下

意思の疎通は困難でした．見当識障害があり，常にひとりごとを話しています．ADLは全介助で，寝たきりですが，車いす乗車も可能です．入院してから，経口からの栄養摂取拒否が著明になりました．

口腔内は，咽頭反射はなく，左右差はありません．
RSST：空嚥下，痰の自力喀出はできません．
無歯顎で，入院してから義歯は使用していません．

《既往歴》
誤嚥性肺炎，アルツハイマー型認知症，脳梗塞

《現病歴》
自宅で介護を行っていましたが，時々発熱を起こしていました．今回，高熱が出たため入院加療となりました．誤嚥性肺炎と診断され，抗菌薬の投与が行われました．認知症で車いす生活でしたが，食事は，常食を介助されて食べていました．数日で発熱は治まりましたが，認知症の進行に伴いADLが低下しており，主治医より胃瘻の造設を勧められました．しかし，家族は受け入れられず，嚥下状況を評価して決めることになり，VF検査を施行しました．

《VF検査所見》
方法：とろみ水 →水（とろみなし）
結果：とろみ水は，口腔内保持，嚥下反射，送り込み，食道口の開口すべてがスムーズでした．約90％は食道口に入りますが，約10％は梨状陥凹に残留します．空嚥下により残留したものは食道口に流入しますが，空嚥下しないと誤嚥しやすい状態でした．

水（とろみなし）は，多くで誤嚥していましたが，むせは少なく，不顕性誤嚥の可能性が高いと判断しました（図4-19）．

嚥下運動は，ADLが低下していても比較的スムーズでした．認知期のため食意がわからず，食事摂取量が少ないため，経鼻胃管や胃瘻などとの併用が必要でした．

対策：食事時の一口あたりの量を少なくし，とろみのある水分を，必ずつけるようにしました．

症例10 65歳，男性，多系統萎縮症 　　　　　　　　　●動画⑯：多系統萎縮症

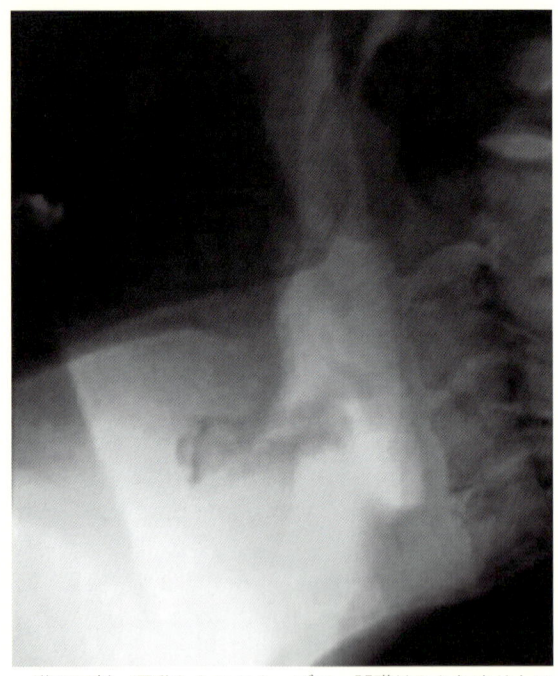

嚥下反射，運動ともにスムーズで，誤嚥はみられませんでした．

図4-20　とろみ水嚥下後

生活にはほとんど支障がなく，食形態も常食を自力で摂取できていました．軽度の歩行障害（杖使用），構音障害（ゆっくり程度），上肢の振戦があり，眼球上転障害はありませんでした．

口腔内は，咽頭反射があり，左右差はありません．

RSST：2回，嚥下運動はスムーズですが，舌骨挙上量は少なめでした．

残存歯は問題ありません．

《既往歴》

高血圧

《現病歴》

約4年前，歩行時のふらつきを自覚し，3年前に近神経内科にて多系統萎縮症と診断されました．以降，徐々に小脳性運動失調が進行し，時々むせるようになったため，VF検査での評価を行いました．

《VF検査所見》

方法：とろみ水　→焼き魚（フレーク）→米飯　→水（とろみなし）

結果：咀嚼時，食塊が咽頭に少したれ込みますが，原疾患の進行がまだ軽度のため，すべての食材において捕食，咀嚼，嚥下反射，運動ともにほぼスムーズで，誤嚥は認めません（図4-20）．

対策：全身的に動きがゆっくりになっているため，あわてて食べないように指示しました．プライドが高く，病人扱いされると受け入れないため，奥さんに，さりげなくとろみのついたメニューを多く取り入れてもらうように依頼しました．

嚥下機能低下を予防するために，1日1回，ストローとコップに入った水を使ってブローイングによる訓練を指導しました．

3 消化器疾患

　食道癌は，消化器系の癌のなかでも，摂食・嚥下機能に影響を及ぼすことが多くみられます．とくに，手術・放射線・化学療法によって生じる摂食・嚥下障害は，ときに重篤な合併症を生じることが多く，生命予後に大きくかかわります．ここでは，食道癌手術不能で，治療前の症例を示します．

症例11　79歳，男性，食道癌，化学療法，放射線療法を予定　　●動画⑰：食道癌

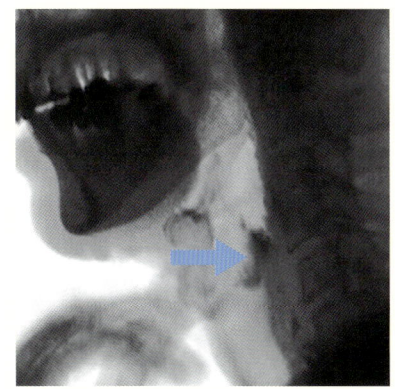

放射線照射の影響と思われる瘢痕により，食道入口部の開大不全に伴い，梨状陥凹に残留がみられます．

図 4-21　嚥下後の咽頭相

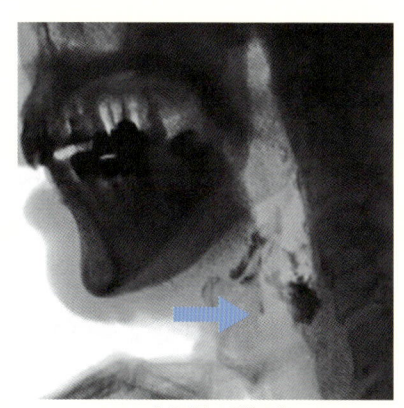

a：1回目の嚥下後
梨状陥凹に残留した食塊は，食道入口部が開かないため，喉頭侵入や誤嚥につながることがあります．

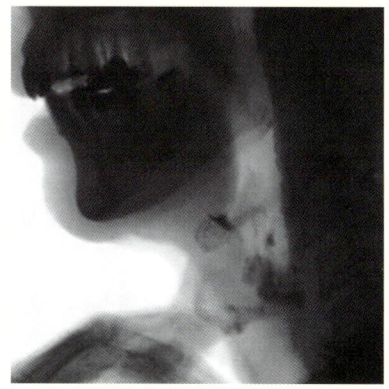

b：複数回の嚥下後
複数回，空嚥下を行っても梨状陥凹の残留がみられ，「つっかえ感」を自覚します．

図 4-22　食 道 相

《VF検査所見》
　食道癌の多くの患者さんは，嚥下時の通過障害「物がつっかかった感じがする」，「喉に詰まって苦しい」と訴えます．VF検査では，図 4-21 に示すように，梨状陥凹に食塊の残留が確認できます．これが「喉に詰まって苦しい」という状態です．さらに，梨状陥凹に残留した食塊は，食道の開大が遅れると喉頭侵入や誤嚥を引き起こします（図 4-22-a）．また，複数回嚥下を行っても食塊の残留は残ります．さらに，食道に移送された食塊が逆流することもあり（図 4-22-b，動画），「物がつっかかった感じ」を訴えます．
　食道癌治療後の合併症（誤嚥性肺炎や嚥下障害）に伴う低栄養などは，生命の予後に大きく影響します．VF検査やVE検査などを術前，術後から行い，早期に症状を確認し，適切な対応を行うことが重要です．

4 その他（障害児・者）

　障害児・者の嚥下動態は，いわゆる成人期，老人期の嚥下障害とは大きく異なります．成人期，老人期の嚥下障害は，一度嚥下機能を獲得したあと，疾患によって嚥下機能を喪失したものです．そのため，健常人の嚥下動態を念頭におきながら検査，診断を行います．

　それに対して，障害児・者の嚥下障害は，嚥下機能の発達中に起こった障害によって嚥下機能の発達が阻害されたものです．そのため，嚥下動態を理解するには，健常小児の嚥下機能の発達を理解する必要があります．また，成長・発育を考慮しなければなりません．

　乳児嚥下は，乳児の体格に合った嚥下動態です．乳児嚥下が異常発達（遅延）している障害児・者の嚥下にかかわる器官が成長・発育すると，発達が遅れている嚥下機能と合わなくなります．そのため，嚥下機能が未熟でも肺炎を起こすことなく経過していた障害児が，ある時期から肺炎を頻発するようになることがしばしばあります．このような嚥下障害の重症化は，急激な発達がみられる思春期ころに多く起こります．

　障害児・者は，成人よりも環境の変化による刺激を受けやすく，診療者の指示を実行できない，あるいは嫌がることが多くみられます．拒否された状態でVF検査を行っても「悪い嚥下状態」を検査することになり，経口摂取を中止することにもなりかねません．また，スクリーニング検査を行えないままVF検査に臨んでいる場合もあります．事前情報が少ないままVF検査を行うと，検査計画（使用する模擬食品，投与方法など）の立案がむずかしく，いざ検査を行うと，思わぬ重症例にしばしば遭遇することがあります．障害児・者は，いわゆる予備力が少ないことも多く，安易に検査を進めると肺炎を起こすことがあります．VF検査を行う場合には，慎重な情報収集，検査中の対応が必要です．

　障害児・者のVF検査を行う場合には，「普段の摂食状況を再現するため，できる工夫はすべて行う」ことが重要です．次に工夫の例を示します．

食　　欲

　食欲が旺盛な状況で検査を行います．食事時間があきすぎてしまうと不機嫌になる患者さんもいるので，介護者に「検査のときに食欲がある状態で来院して下さい」と伝え，食事時間を調整してもらいます．

検査時間帯

　上記の理由から筆者の施設では，原則として昼食の時間帯に検査を行っています．お昼の休憩時間にあたりますが，ほかの診療の影響を受けず，VF検査に集中できるので有利と考えています．

環境への順応

　エックス線透視室は，成人でも緊張してしまう場合が多いため，事前に障害児・者と介護者を連れて行き，透視室に慣れてもらいます．おもな介護者から情報を集め，緊張しない工夫をします．筆者の施設では，可能なかぎり患者さんの視界に介護者がいるようにしています．ほかに，音楽を流したり，好きなキャラクターで遊ばせたりすると有効なことがあります．

姿　　勢

　障害児・者は，姿勢が嚥下機能に大きく影響します．VF検査用椅子や検査室に備え付けの椅子を使用すると，普段の姿勢を再現することができず，検査を拒否，嫌がるなど，検査の進行が遅延することがあります．そのため，検査時は，できるだけ患者さんが日常使用している椅子や小児用車椅子を用います．透視装置内に設置するのがむずかしい場合には，タオル，クッションを用いて摂食姿勢をできるだけ再現します．また，テーブルを使うと安定する患者さんも多いため，検査中に，はずれて

怪我をしないように細心の注意を払いながら設置します．
　抱っこ姿勢で摂食を行っている場合には，そのまま検査を行うと介護者と患者さんが重なって撮影されるため，検査が不可能です．そのため，事前に座位で摂食する練習をしてもらうことも重要です．

検査食（模擬食品）

　成人以上に模擬食品の風味の影響を受けることを考慮します．好物の味，物性，におい，温度などを事前に細かく聴取し，模擬食品での再現を試みます．食欲がなく，検査を進めることができない場合には，造影剤が入っていない飲食物をごく少量嚥下してもらい，食欲を引き出すことも必要です．また，好物を模擬食品としても，その物性が誤嚥を誘発していると判断される場合には，ほかの飲食物形態を検査します．ゼリーあるいはプリン状模擬食品は，咽頭の残留模擬食品をクリアランスさせるのに有効である場合が多く，毎回準備しておくと役に立ちます．

検査食の摂取方法

　検査食の摂取は，おもな介護者あるいは施設の職員に手伝ってもらうと，患者さんの緊張を減らし，患者さんに合った摂取方法，量，タイミングをスムーズに再現できるようになります．この際，介護者自身が浴びるエックス線による影響は少ないことを説明し，同意を得るようにします．VF検査を行う障害児・者は，摂取方法を指示されても実行することができない，あるいは嫌がることが多いので，自由に普段の摂取方法で検査を進めます．おもな介護者と施設の職員とで摂取方法が異なる場合には，相談して，どちらの方法で検査するかを決めます．食事器具は日常使っているものを使用します．もちろん，不適切な食事器具を使用している場合には，適切な食事器具を試す必要があります．そのため，数種類の食事器具を用意しておきます．とくに，シリコンでつくられた細スプーンは，開口できない場合や噛む力が強い場合などに有効です．

検査にあたって

　子どもの好みが多種多様であるように，障害児・者にとってリラックスできる条件は異なります．慎重な情報収集を行い，患者さんに合った検査を計画します．

　嚥下障害児・者は，エックス線被曝の影響を成人より受けやすいとされています．また，長時間の検査によって疲労し，緊張が増し，検査を嫌がるようになります．そのため，できるだけ短時間で検査を終える必要があります．前述した，患者さんが検査を受け入れやすくする工夫をすべて行って検査に臨みます．最も重篤な合併症である誤嚥は，側面像で観察されます．そのため，嚥下障害児・者は，おもに側面像を撮影し，正面像は必要がある場合に最小限の時間で撮影します．

　参考として，健常成人が，うどん，とろみ水，プリンを嚥下する動画を示します．

●動画⑱⑲⑳：健常成人の嚥下1, 2, 3

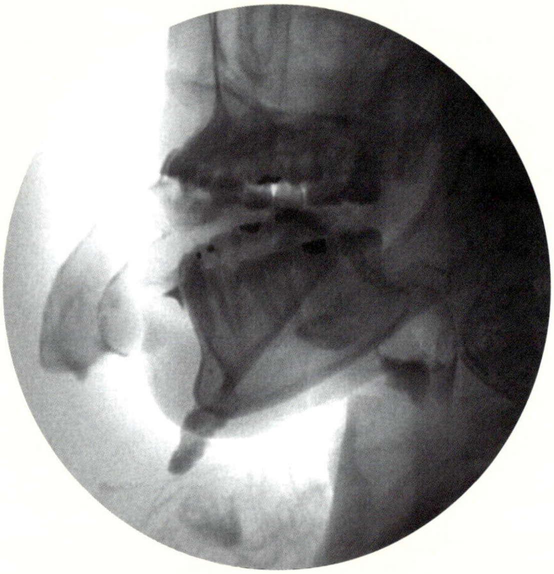

図4-23 舌が口腔外に突出しています。プリン状の模擬食品が咽頭に落ち込んでいるのが観察されます。

図 4-23　舌突出（逆嚥下）

プリン状の模擬食品が口腔内に位置しています。保護者が手指で患児の顎を介助していますが、咽頭への輸送が認められません。

図 4-24　舌運動不良

嚥下障害児・者で観察される事象

ここでは、側面像から観察される事象について記載します。

●舌突出（逆嚥下）（図4-23）

障害児・者は舌機能が未熟であるため、口の中の模擬食品を舌から咽頭に落とし込むことがあります。この際、舌を突出させると舌嚥下、舌の後方部を押し下げると逆嚥下とされています。同じような事象を示す言葉として舌挺出などが知られています。実際には、これらの用語は曖昧で、同義語として使用されているのが現状です。いずれにしても、患者さんが模擬食品を完全に制御できていないので、咽頭の収縮が不十分になる、咽頭に落ち込んだ模擬食品が気管内に直接たれ込む、口腔や咽頭内に模擬食品が多量に残留するなどがみられます。乳児にみられる正常な運動である吸啜反射運動（口の中に入ってきたものを強く吸う運動）が異常に発達（あるいは残存）したもの、と捉えると理解しやすいでしょう。

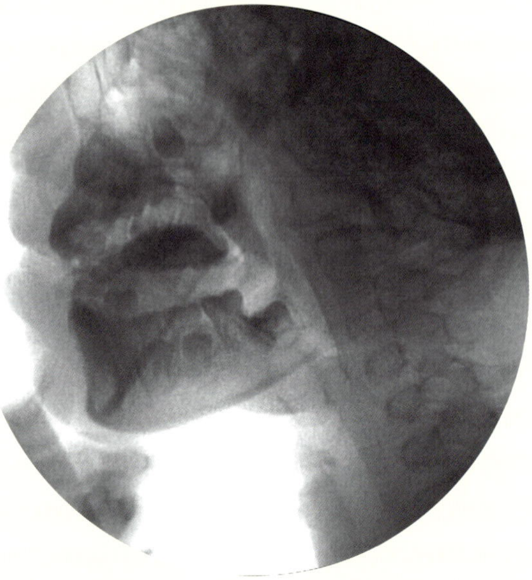

●舌運動不良（図4-24）

成人期、老人期においても、舌運動不良のため、口腔内の模擬食品を咽頭へ送り込めないことが頻繁に認められます。ここでは、障害児・者に特有の舌運動不良について述べます。舌運動不良は、前述した舌の突出（逆嚥下）や、乳児嚥下の異常発達（遅延）と関連して多く観察されます。つまり、吸啜様運動、舌の上下運動、舌の蠕動運動（舌が波打つように動く運動）などが起こっているにもかかわらず、口腔内の模擬食品を咽頭に送り込むことができない、あるいは少量ずつしか送り込むことができない事象として観察されます。口腔内、咽頭に模擬食品が多量に残留することも多くみられます。そこに、本来のタイミングとずれた嚥下反射運動が起こることによって、誤嚥の危険性が高まります。

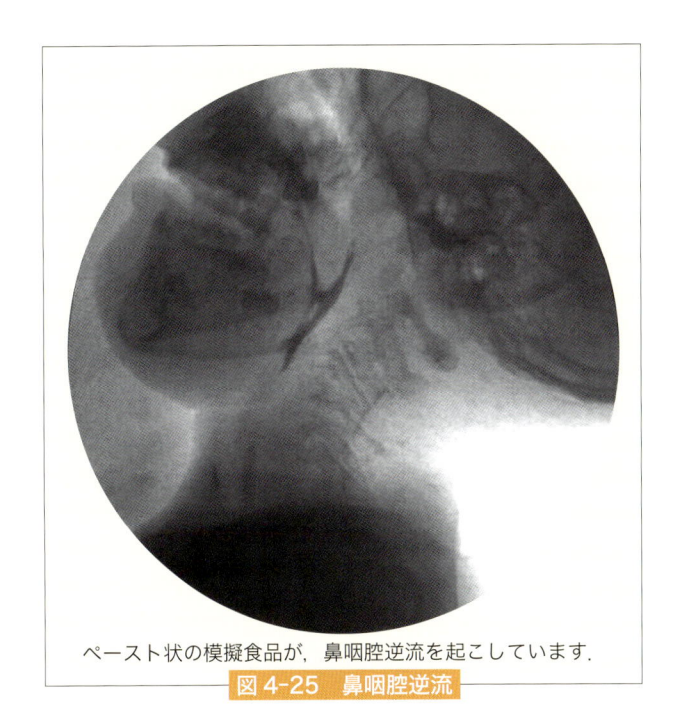

4 症例にみる嚥下造影

● 鼻咽腔逆流（図4-25）

　咽頭に位置する模擬食品が，嚥下反射運動と同時に鼻腔へ逆流することです．新生児では少量の鼻咽腔逆流は正常とされています．しかし，障害児・者では，繰り返し，あるいは多量に，鼻咽腔逆流をしばしば認めます．鼻咽腔逆流した模擬食品が咽頭へたれ込み，そのまま気管内に流入する危険性があります．また，鼻呼吸が阻害され，不規則な呼吸，嚥下状態に陥り，さらなる鼻咽腔逆流，誤嚥につながることがあります．

　障害児・者は嚥下機能異常のほかに，呼吸機能異常を伴うことも少なくありません．

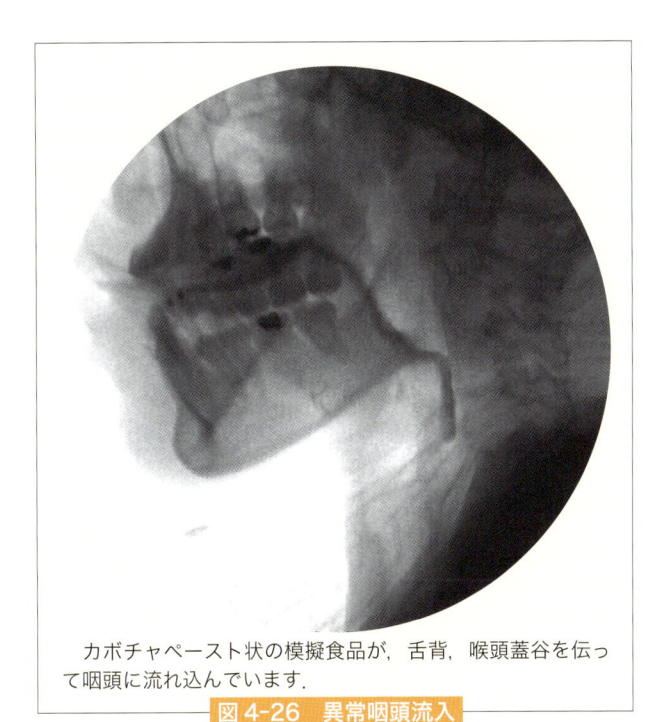

ペースト状の模擬食品が，鼻咽腔逆流を起こしています．
図4-25　鼻咽腔逆流

● 異常咽頭流入（図4-26）

　嚥下反射運動が起こる前に，模擬食品がコントロールされずに咽頭にたれ込むことがあります．嚥下前・嚥下中誤嚥につながることが多くみられます．

カボチャペースト状の模擬食品が，舌背，喉頭蓋谷を伝って咽頭に流れ込んでいます．
図4-26　異常咽頭流入

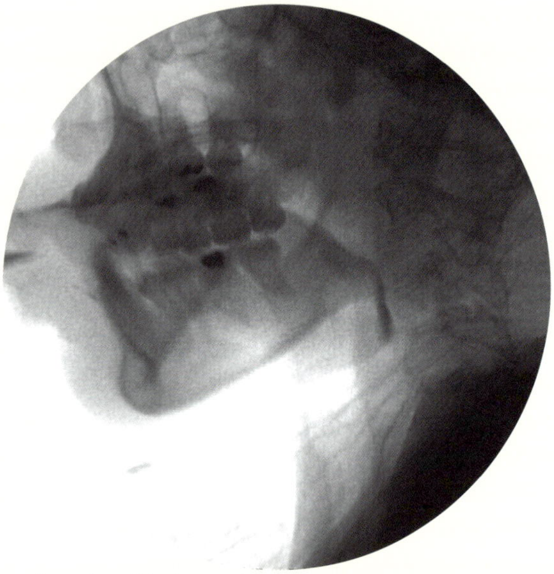

プリン状の模擬食品が梨状陥凹に達していますが、嚥下反射運動が起こっていません．

図 4-27　咽頭期嚥下遅延

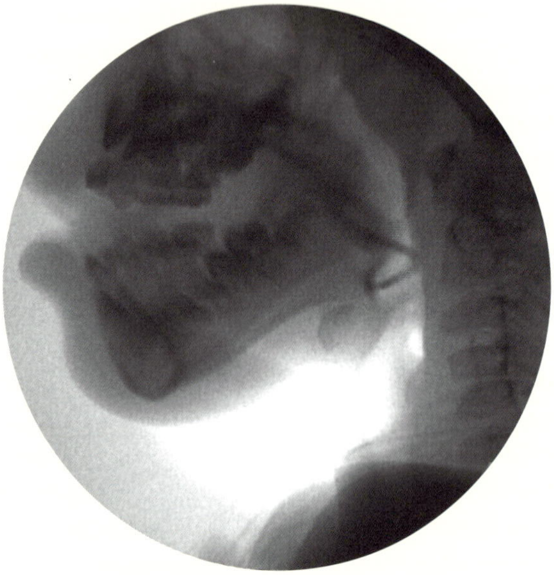

うどん状の模擬食品が咀嚼されずに、1本の麺の状態で咽頭に送り込まれています．

図 4-28　丸飲み

■咽頭期嚥下の遅れによる咽頭流入（図 4-27）

　口腔期が終了しているにもかかわらず，嚥下反射運動が起こりません．異常咽頭流入と同じく，嚥下前・嚥下中誤嚥につながることが多くみられます．

　これらは用語の定義が曖昧で，混同されている場合もあります．

■丸飲み（図 4-28）

　咀嚼が必要な飲食物を，そのまま飲み込んでしまう嚥下動態です．一度に多量の飲食物を食する「大食い」，あまり咀嚼しないで飲み込む「早食い」，食欲が旺盛すぎて一度に口腔内に飲食物を詰め込んでしまう「詰め込み食べ」を伴うことも多くみられます．飲食物は，咀嚼されることによって飲み込みやすい形態に加工され，スムーズに嚥下されます．そのため，丸飲みは窒息，口腔内逆流，多量残留，食事時間延長につながることがあります．また，咀嚼は消化吸収を高める効果があるので，栄養摂取の観点からも改善すべきです．対応としては，咀嚼を必要としない飲食物への変更，咀嚼訓練などがあげられます．

参考文献
1) 金子芳洋, 向井美惠 編：摂食・嚥下障害の評価法と食事指導, 医歯薬出版, 2001
2) 田角　勝, 向井美惠 編著：小児の摂食・嚥下リハビリテーション, 医歯薬出版, 2006
3) 金子芳洋 監/尾本和彦 編/尾本和彦 ほか：障害児者の摂食・嚥下・呼吸リハビリテーション　その基礎と実践, 医歯薬出版, 2005
4) 北住映二, 尾本和彦, 藤島一郎：子どもの摂食・嚥下障害—その理解と援助の実際, 永井書店, 2007
5) 藤谷順子, 金谷節子, 林　静子：嚥下障害食のつくりかた, 日本医療企画, 1999

5 VF検査とVE検査の比較

VF検査は口腔相から食道相までの一連の動態を確認できる一方，検査室への移動や被曝の問題があり，簡易的に行うことができません．VE検査はベッドサイドで行うことができ，患者さんの負担は少なくてすみますが，咽頭相の観察が中心となり，一連の嚥下動態を評価するのは困難です．VF検査とVE検査の利点と欠点について解説します．

表5-1 嚥下機能検査比較一覧

	VF検査	VE検査	その他*
咀嚼	観察可	観察不可	観察不可（推測は可）
食塊形成	観察可	観察不可（推測は可）	観察不可（推測は可）
誤嚥	観察可	観察不可（ただし，喉頭侵入は可）	観察不可
咽頭運動の観察	良い	大変良い	低い
咽頭内の性状観察	不可	可	不可
咽頭への直接刺激入力	不可	可	不可
食道運動の観察	良い	観察不可	不可（嚥下圧計測による推測は可）
映像化	可	可	超音波検査は可
必要装置	透視装置	内視鏡システム	超音波装置や筋電図
検査食	模擬食品調整が必要	通常の飲食物がほぼ使用可	通常の飲食物で可
手軽さ	低い	高い	高いものと低いものがある
患者さんの移動	必要	必要なし	必要なし
被曝	あり	なし	なし
身体的負担	肢体不自由の場合，大きいことがある	内視鏡による組織損傷	大きいものと小さいものがある
1回の検査時間	制約あり	制約なし	制約なし
検査の頻度	間隔を空ける必要あり	頻回検査可	頻回検査可
摂食場面の再現性	低い場合がある	高い（内視鏡を嫌がる場合には，低い）	高いものと低いものがある

*反復唾液嚥下テスト，改訂水飲みテスト，フードテスト，嚥下音聴取，筋電図検査，嚥下圧測定検査，超音波検査を示します．

　狭い意味での嚥下運動とは，口，喉，食道で行われる運動をいいます．そのため，異常を外から観察することはできません．スクリーニング検査［反復唾液嚥下テスト（RSST），改訂水飲みテスト（MWST），フードテスト（FT）など］や，特殊な機器を用いた検査（筋電図，嚥下圧検査など）は数多くありますが，いずれも直接的に嚥下機能を観察することは不可能です．また，得られる情報は限定的であり，嚥下機能を予測することしかできません．

　VF検査とVE検査がほかの検査法と大きく異なるのは，ともに嚥下運動をリアルタイムで映像化できることです．超音波検査も映像化が可能ですが，広く普及しているかは疑問です．VF検査は，「エックス線透視装置を用いて嚥下機能を間接的に観察する方法」，VE検査は，「内視鏡を用いて直接的に咽頭腔内を観察する方法」といえます．両者が，いわゆる「嚥下機能の精密検査」とさ

れるのは，得られる情報の豊富さのためです．しかし，精密検査といっても万能ではなく，患者さんの状況によっては，スクリーニング検査のほうが日常の嚥下機能を反映していることもあります．検査方法の利点と欠点を熟知することは，精度の高い情報取得につながります．

嚥下機能検査比較一覧を**表5-1**に示します．

1 VF検査

VF検査の利点

■嚥下運動を映像化できる

VF検査は，口腔から食道に至る一連の嚥下運動を映像化することができます．ほかの検査と比べて，1つの検査画像で嚥下にかかわる広い範囲の器官の動きを，わかりやすく観察することができます．そのため，患者さん，および介護者に嚥下障害の様相を説明するのに最も適した検査法といえます．また，パソコンにとり込むことによって各種の画像処理を施し，より観察が容易な動画をつくることも可能です．

ほかの施設からVF検査の依頼を受けた場合には，エックス線透視動画をDVDなどに保存して情報伝達することも可能です．診療情報としてエックス線透視動画をほかの施設へ送る際には，可能であれば検査の状況を記録した動画も一緒であると，VF検査の状態［患者さんの緊張状態，用いた検査食（模擬食品）の物性，検査で用いた手技など］を依頼施設が詳しく把握できるため，情報の共有に役立ちます．

■自然な嚥下状態を検査できる

VF検査は，特別な場合を除いて身体の抑制，器具の装着などを行うことがないため，自然な嚥下状態を検査できます．ただし，運動機能の著しい低下などで検査時の体位が安定しない患者さん，緊張が強い患者さん，模擬食品の物性が日常摂取している飲食物と著しく異なる患者さんなどは，嚥下動態が異なる可能性があります．

■誤嚥の様相を映像化できる

VF検査の最大の利点は，誤嚥の様相を映像化できることです．とくに，むせない誤嚥（サイレントアスピレーション）を明らかにできる検査はほかにありません．これが，VF検査の最大の利点の1つといっても過言ではありません．しかし，画像上明瞭でなくても誤嚥を起こしている可能性があるので注意が必要です．

模擬食品が多量に気管内に流入している場合には，評価は簡単です．しかし，ごく少量の模擬食品が気管内に流入している場合には，造影剤の含有量も少なく，VF検査で明瞭に観察されない可能性があることに注意が必要です．その場合，慎重な臨床所見（むせ，声の変化など）の確認が必要です．

■安全性が高い

VF検査は，エックス線被曝以外に，身体に傷害を与える可能性はきわめて低いといえます．ただし，VF検査にかぎらず，誤嚥，窒息などに備えて慎重に検査を進める必要があります．検査時には，模擬食品を吸引する装置や，救急救命用の装置が必要です．

VF検査の欠点

■エックス線被曝を伴う

エックス線被曝を伴うのがVF検査の最大の欠点です．エックス線を用いる検査である以上，必ず医師（もしくは歯科医師）の介在が必要です．照射時間が長いほど被曝線量が増えるので，VF検査は時間的制約があります．エックス線透視装置によっては，エックス線照射時間は同じでも被曝線量が変わるので，一概にはいえませんが，筆者の施設では，撮影時間5分を目安にVF検査を行っています．

また，VF検査は被曝を伴うため，VE検査のように繰り返し行うことができません．経過観察のためにVF検査を再度行う場合には，慎重な判断が必要です．筆者ら

57

は，半年から1年以上の間隔を空けて検査を行うようにしています．ただし，口腔外科の手術など，短期間で劇的に嚥下機能が変化する場合には，このかぎりではありません．

VF検査では，患者さんのみならず検査者，介助者の被曝を伴います．直接エックス線が当たっているわけではないので，患者さんと比較して，被曝線量は1/10～1/100になるとされています．状態によっては患者さんの家族が検査室内に入ることもあるので，被曝について十分に説明を行う必要があります．

● 検査食（模擬食品）の使用

VF検査で用いる模擬食品は，必ずエックス線造影剤を含む必要があります．造影剤が加わることによって，患者さんが日常食している飲食物とは物性，風味などが異なる場合があります．そのため，患者さんの日常の嚥下動態を反映していないかもしれません．さらに，造影剤を含ませて模擬食品として調整するのがむずかしい飲食物は，検査できない可能性があります．造影剤を食品内に含ませる方法(凍結含浸法)が紹介されていますが，入手するのはむずかしい状況です．飲食物の原材料から模擬食品を調整することができれば検査は可能です．しかし，飲食物をそのまま使用できるほかの嚥下機能検査に比べると手間がかかるといえます．

模擬食品を誤嚥した場合には，造影剤を含まない飲食物よりも肺へのダメージが大きい可能性もあるので，模擬食品の調整は，慎重かつ手間をかけて準備する必要があります．

● 設備が必要

当然ながら，VF検査は，エックス線透視装置がないと行うことができません．また，エックス線透視装置は移動できないので，患者さんが撮影専用室に移動する必要があります．嚥下障害のある患者さんは，体が不自由なこともしばしばです．そのため，検査室への移動がむずかしい場合には，検査を行うことはできません．

● 身体的負担が大きい

VF検査は，エックス線透視装置の前に患者さんを位置づけて行います．機器の構造上の制限などから，普段の状態とは異なる体位をとらなければならない場合もあります．障害などによって体位を保つのがむずかしい患者さんにとって，身体的負担が大きい場合もあります．

● 咽頭貯留・残留の評価が困難

VF検査では，唾液誤嚥，粘膜の異常による嚥下障害などを評価することはできません．また，嚥下反射運動後に咽頭に残留した模擬食品が微量である場合には，含有されるエックス線造影剤もごく微量です．そのため，VF画像上で微量残留した模擬食品が映し出されず，正確な診断に支障をきたす可能性があります．

● 咽頭への直接刺激ができない

VF検査は，外部から咽頭，喉頭を刺激することはできますが，咽頭に直接刺激を与えて反応を観察することはできません．

● 障害の局在が不明な場合がある

VF検査は，側面あるいは正面から撮影します．そのため，右と左，あるいは前と後ろの構造物が重複して映し出されます．このため，障害がある部位の判断が困難な場合があります．正面像と側面像を別々に撮影することによって，この欠点は克服されますが，検査時間の延長を招いて被曝線量が増します．また，嚥下動態は毎回同じとはかぎりません．そのため，正面像と側面像を撮影しても障害の局在が明らかにならない場合もあります．

● 適応範囲が狭い

VF検査は，透視室で行われる検査のため，移動ができる患者さんが適応となります．また，エックス線被曝を伴うため，頻回な検査はさけます．日常の摂食状況を再現するのがむずかしいこともあるため，検査をさけることもあります．

2 VE 検査

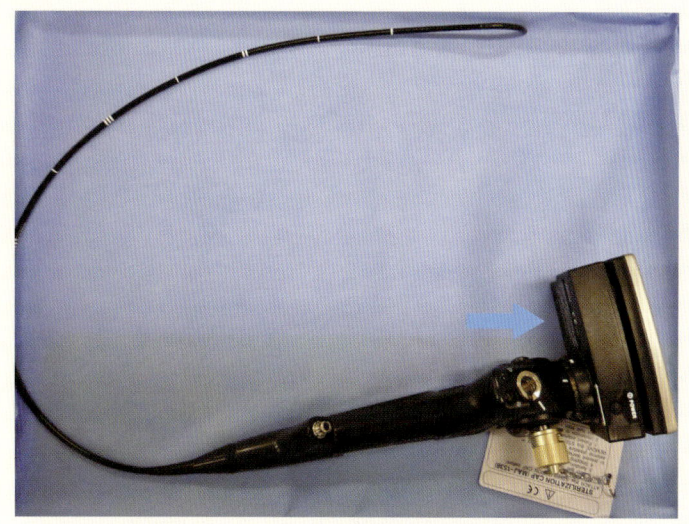

図 5-1 嚥下内視鏡と検査風景
a：嚥下内視鏡 — カメラが装備されているため，検査の場所に制限がありません．
b：検査風景 — デンタルチェアーを用いることによって，ポジショニングを容易に設定できます．

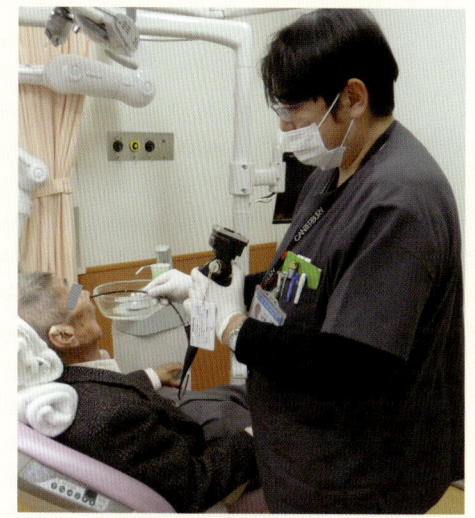

　VE 検査は，1998 年，Langmore らが喉頭内視鏡による嚥下状態の観察 fibroscopic endoscopic evaluation of swallowing（FEES）を報告[10]して以来，日本でも急速に普及している検査です（VE 検査に用いる機材や検査方法についての詳細は割愛）．

　VE 検査では，嚥下中の口腔相から食道相までの一連の動きを観察することはできません．しかし，早い段階での喉頭侵入や咽頭流入，嚥下反射惹起のタイミング，咽頭残留や誤嚥などの情報を得ることができます．また，日本耳鼻咽喉科学会編『嚥下障害診療ガイドライン』では，外来での嚥下状態を評価する検査のファーストラインとして推奨しています[11]．

　当科では，外来に図 5-1-a に示すような嚥下内視鏡を常備しています．一般的に座位のため，デンタルチェアーを用いて行います（図 5-1-b）．

● VE 検査の観察ポイント[12]

① 咽頭や喉頭に何らかの病変がないか．
② 鼻咽腔閉鎖は正常か．
③ 喉頭の麻痺，咽頭収縮筋の運動は正常か．
④ 喉頭蓋の閉鎖は正常か．
⑤ 喉頭蓋や梨状陥凹に食物や唾液の残留がないか．
⑥ 咽喉頭の感覚は正常か．
⑦ 咳反射は正常か．

VE 検査の利点

● 咽頭内を直接観察・刺激できる

　VE 検査は，カメラをとおして咽頭内を観察することができます．そのため，唾液を含む分泌物，粘膜表面の状態などが観察できます．また，嚥下前後に食塊の残留状況を直接確認することができます．

　さらに，内視鏡を用いて直接的に咽頭腔内を刺激して反応を観察することができます．

● 誤嚥，喉頭侵入の観察に優れる

　咽頭残留の検出に関して VE 検査は非常に優れています．しかし，誤嚥，とくに，嚥下中誤嚥や喉頭侵入の検

出は困難なことが多く，注意が必要です．嚥下後に咳をしてもらい，気道から喀出してこないかどうか確認する必要があります．

唾液，分泌物の誤嚥・侵入に関してはVF検査では評価できないので，VE検査は絶対的なものとなります．

●咽頭残留の観察に優れる

咽頭残留の観察はVE検査が最も優れています．唾液などの分泌物の貯留，残留は，VF検査での評価は困難です．

●障害の局在が観察できる

VE検査は，咽頭腔内をカメラで観察するため，前後左右の構造を一望することができます．つまり，障害側と非障害側，飲食物の流れが良い側と悪い側との関係を，一度の嚥下運動で検査することができます．

ほかの嚥下機能検査では，食物が左右どちらを流れているのか，飲食物が停滞しているのは左右どちらかなどを明瞭にすることは困難です．

●摂食の観察に優れる

VF検査は，バリウムや非ヨード性の造影剤などを検査食として使用するのに対して，VE検査は普段摂取している食事を検査食として用いることができます．

ただし，内視鏡が挿入された状態での観察になるので，嚥下時に患者さんに苦痛を生じることがあります．術者の技術的な熟練が必要です．

VE検査の欠点

●嚥下運動の映像化ができない

VE検査は，口腔内，食道内を映像化することはできません．また，超音波検査は，おもに，口腔内を断面像として観察する方法であり，熟練者でないと画像の解析はむずかしくなります．

●安全性の問題

内視鏡を使用するため，鼻腔内，咽頭腔内を損傷する可能性があります．

表 5-2　VF検査とVE検査の特徴

	VF検査	VE検査
被　　曝	あり	なし
患者さんの苦痛	軽度あり	あり
手 軽 さ	×	◎
ベッドサイドでの対応	×	◎
摂食・嚥下の一連の観察	○	×
口腔相の評価	○	×
咽頭・喉頭の評価	◎	◎
食道相の評価	◎	×

◎非常に適している．
○適している．
×不適

（藤島一郎：目で見る嚥下障害―嚥下内視鏡・嚥下造影の所見を中心として―，p.2，医歯薬出版，2006より一部改変）

まとめ

嚥下運動は個体内誤差があります．つまり，同じ飲食物を3回飲んだ際，3回とも異なる飲み方をしている場合があります．また，VF検査とVE検査は少なからず身体的負担があるため，別の日に検査を行うことが通常です．そのため，VF検査とVE検査の結果が一致しないこともしばしばです．重要なことは，VF検査とVE検査の利点と欠点を理解して使い分ける，あるいは組み合わせて行うことです．

筆者の施設ではVF検査の前に，耳鼻咽喉科医師にVE検査を依頼し，あらかじめ咽頭喉頭の残留や声帯麻痺の有無，鼻咽腔閉鎖，軟口蓋挙上を評価し，そのうえでVF検査を行っています．VF検査で残留や誤嚥が確認されなくても，VE検査で所見を得ることができます．その一方，VE検査では問題がないと思われていても，口腔相から食道相までをVF検査を行うことによって嚥下障害が観察されることもあります．いずれにしても，嚥下障害を評価するうえでは，VF検査，VE検査をともに行うことを推奨します．

表5-2に，VF検査とVE検査の特徴を示します．

参考文献

1) 才藤栄一，向井美惠 監/鎌倉やよい，熊倉勇美，藤島一郎，山田好秋 ほか編：摂食・嚥下リハビリテーション 第2版，医歯薬出版，2007
2) 小椋 脩 ほか編：嚥下障害の臨床 リハビリテーションの考え方と実際，医歯薬出版，1998
3) 金子芳洋，向井美惠 編：摂食・嚥下障害の評価法と食事指導，医歯薬出版，2001
4) 田角 勝，向井美惠 編著：小児の摂食・嚥下リハビリテーション，医歯薬出版，2006
5) 金子芳洋 監/尾本和彦 編：障害児者の摂食・嚥下・呼吸リハビリテーション その基礎と実践，医歯薬出版，2005
6) Jeri A. Logemann：Logemann摂食・嚥下障害，医歯薬出版，2000
7) 北住映二，尾本和彦，藤島一郎：子どもの摂食・嚥下障害―その理解と援助の実際，永井書店，2007
8) S. E. Langmore 編著：嚥下障害の内視鏡検査と治療，医歯薬出版，2002
9) J. Murray：摂食・嚥下機能評価マニュアル 医療面接から訓練計画立案まで，医歯薬出版，2001
10) Langmore SE, Schats K, Olsen N：Fiberoptic endoscopic examination of swallowing safety ; A new procedure. *Dysphagia* 2：216-219, 1988
11) 日本耳鼻咽喉科学会 編：嚥下障害診療ガイドライン―耳鼻咽喉科外来における対応―，2008年版，p.33-35，金原出版，2008
12) 藤島一郎：目で見る嚥下障害―嚥下内視鏡・嚥下造影の所見を中心として―，p.2，医歯薬出版，2006

6 検査に際してのスタッフの役割

VF検査は，ときに誤嚥性肺炎や窒息などを招くことがあります．また，検査で得られた情報をもとに摂食・嚥下リハビリテーションの立案，実施となります．したがって，ほかの職種との連携が重要になります．それぞれのスタッフの立場から解説します．

1 検査前の簡易検査と口腔ケア

簡易検査法

嚥下障害のスクリーニングとして，簡易検査法があります．スクリーニングをすることによって，おおよその障害の程度を把握することができるため，その後の評価や嚥下訓練の計画に役立ちます．次に，代表的な簡易検査法を紹介します．

■反復唾液嚥下テスト
repetitive saliva swallowing test（RSST）

誤嚥の有無を判定するための簡便な方法です．30秒間唾液を飲みつづけ，何回嚥下が行えるかテストします．3回以上嚥下できれば正常な嚥下といわれており，3回未満の場合には，嚥下機能に障害の可能性があると判断されます．食物を使用しないため安全なテストですが，指示が理解できない患者さんには行うことができません．

《方　法》
口腔内を，水または氷水で少し湿らせたあと，人差し指で舌骨，中指で甲状軟骨を触知し，空嚥下を繰り返すように指示します（図6-1）．

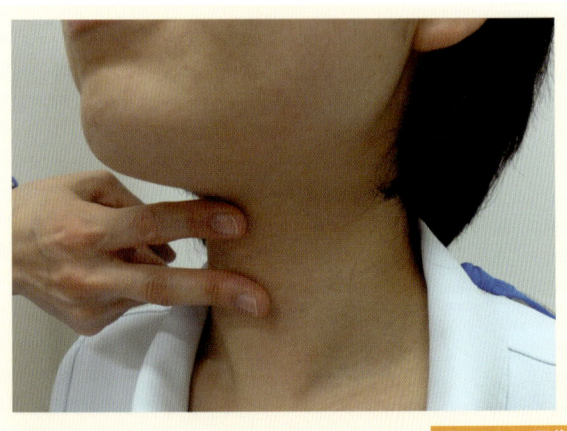

人差し指で舌骨を，
中指で甲状軟骨を触知して行います．

図6-1　反復唾液嚥下テスト（RSST）

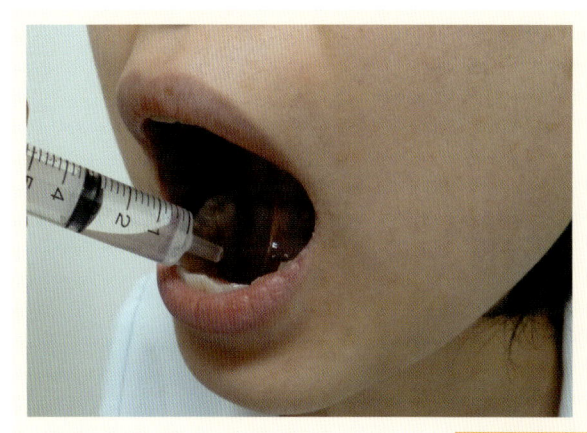

口腔前庭に冷水を 3 mL 注ぎます．

図 6-2　改訂水飲みテスト（MWST）

■ 改訂水飲みテスト[1]
modified water swallowing test（MWST）

改訂水飲みテスト（図6-2）は，3 mLの冷水を嚥下してもらい，口への取り込み，送り込み，誤嚥の有無などを評価します．誤嚥の危険性があるため，検査の前には口腔ケアを十分行い，清潔な状態で行います．評点は5点満点の5段階です．判定基準を表6-1に示します．

《手　順》
① シリンジで冷水を3 mL計量します．
② 利き手でシリンジを持ち，逆手の指を，RSSTの要領で舌骨と甲状軟骨上に置きます．
③ 口腔底にゆっくり入れて，嚥下するように指示します．
④ 嚥下を触診で確認します．
・嚥下がなく無反応の場合，評価不能で終了します．
・嚥下がなく，むせなどの反応があれば，1点で終了します．
・嚥下があり，激しいむせを認めたら，2点で終了します．
・嚥下があり，むせを認めたら，3点で終了します．

表 6-1　評価基準

1	嚥下なし，むせる，そして／または，呼吸切迫
2	嚥下あり，呼吸切迫（不顕性誤嚥の疑い）
3	嚥下あり，呼吸良好，むせる，そして／または，湿性嗄声
4	嚥下あり，呼吸良好，むせない
5	4に加え，追加の嚥下運動が30秒以内に2回可能

⑤ 嚥下が起こったあと「エー」などと発声させ，湿性嗄声を確認します．
・湿性嗄声があれば，3点で終了します．
⑥ 湿性嗄声がなければ，反復嚥下を2回行わせます．
・30秒以内に2回できなければ，4点で終了します．
・30秒以内に3回可能であれば，再度，はじめから検査を施行します．
⑦ 最大で2回繰り返し，合計3回の施行に問題なければ，5点で終了します．

判定基準3以下の場合には，誤嚥の可能性があります．

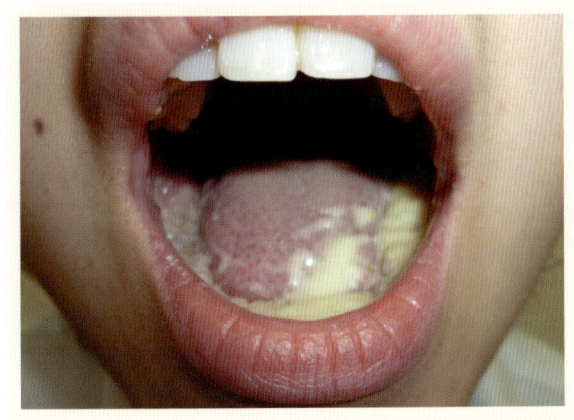

口腔内の残留を観察します．

図6-3　フードテスト（FT）

■ フードテスト（FT）[2]

プリン，粥（米粒があるもの），液状食品を実際に食べてもらい，嚥下反射の有無やむせ，口腔内の残留を観察します．口腔内に残留があると高率（70％）に咽頭残留が疑われます（図6-3）．

《方　法》

ティースプーン1杯（3～4g）のプリンなどを食べてもらい，その状態を確認します．嚥下が可能な場合には，さらに2回の嚥下運動を追加し，評価します．評点が4点以上の場合には，最大3回まで施行し，最も悪い点数を評点とします（表6-2）．

嚥下障害と口腔ケア

摂食・嚥下障害の患者さんは，咀嚼や嚥下機能の低下，また，感覚の低下がみられます．そのため，口腔内や咽頭が汚染されやすく，汚染された唾液や分泌物を誤嚥することにより，誤嚥性肺炎を起こしやすくなります．

また，口腔内が汚染されていると，VF検査により誤嚥性肺炎や窒息などを起こす危険性も考えられるため，摂食・嚥下障害の患者さんは，検査時はもとより，常に口腔ケアを徹底することが重要です．

■ 口腔ケアの目的

摂食・嚥下障害のある患者さんに対する口腔ケアは，口腔内を清潔に保つだけでなく，さまざまな効果が期待

表6-2　評価基準

1	嚥下なし，むせる，そして／または，呼吸切迫
2	嚥下あり，呼吸切迫（不顕性誤嚥の疑い）
3	嚥下あり，呼吸良好，むせる，そして／または，湿性嗄声 口腔内残留を伴う
4	嚥下あり，呼吸良好，むせない 口腔内残留ほぼなし
5	4に加え，追加の嚥下運動が30秒以内に2回可能

できます．

① 口腔疾患（う蝕，歯周病など）の予防
② 呼吸器感染症（誤嚥性肺炎など）の予防
③ 摂食・嚥下機能の維持・改善
④ 口腔感覚の向上に伴う味覚の増進
⑤ 唾液分泌の促進（口腔乾燥の予防）

■ 観察のポイント

摂食・嚥下障害のある患者さんの場合には，口腔内にさまざまな問題がひそんでいることがあります．口腔ケアを実施する前には，必ず口腔内を観察します．

① 歯の有無，状態（図6-4）
② 歯肉炎，歯周炎の有無
③ 義歯の有無，管理状態
④ 口腔粘膜の疾患や異常
　　口内炎，舌苔，カンジダ，出血など（図6-5,6）

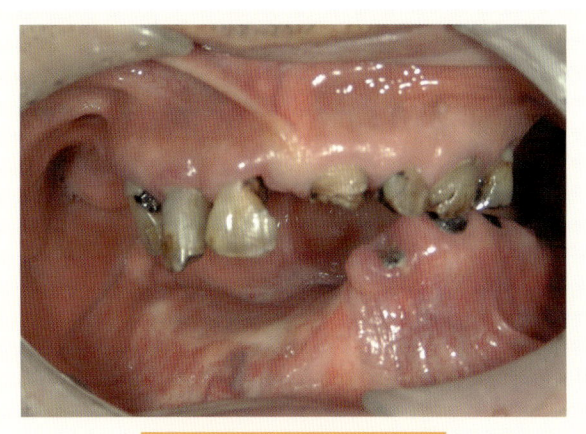

6 検査に際してのスタッフの役割

図 6-4 う蝕による歯冠崩壊

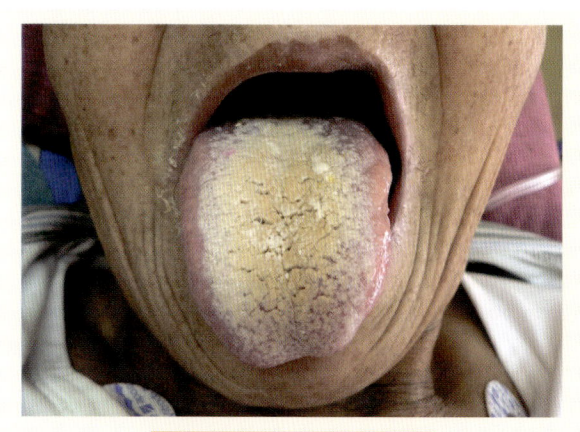

図 6-5 舌苔が付着した舌

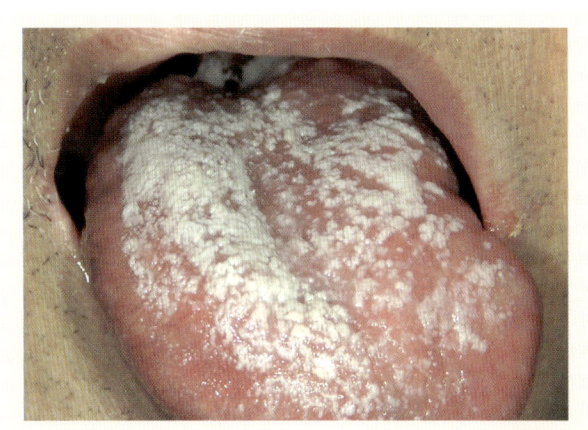

図 6-6 口腔カンジダ症

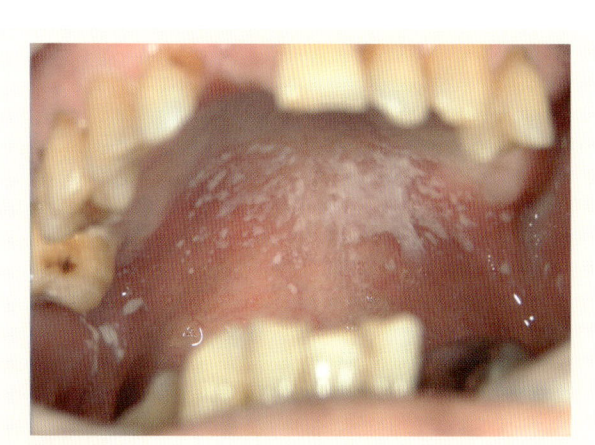

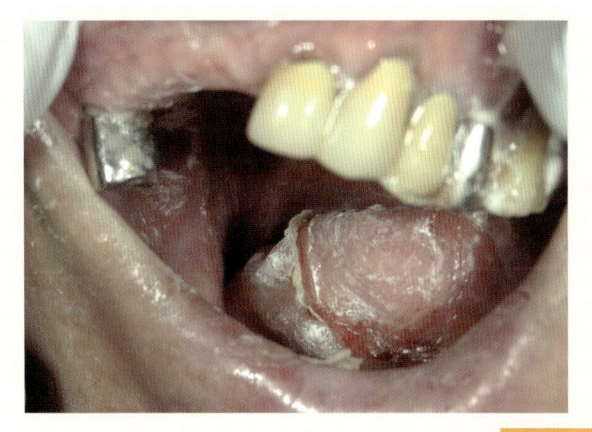

図 6-7 乾燥した口腔内

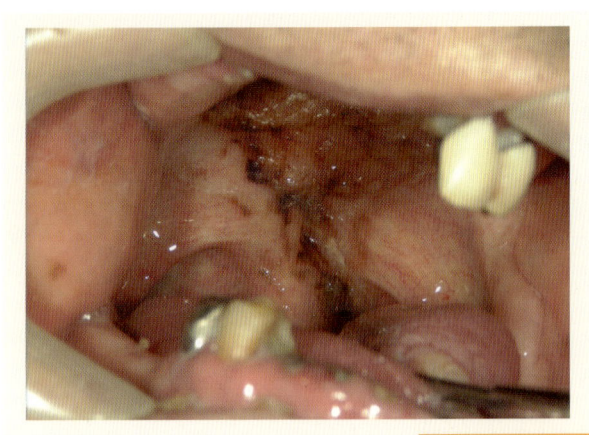

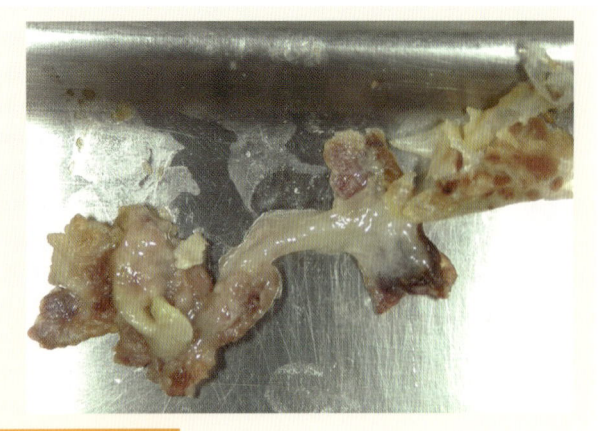

図6-8 口蓋から咽頭にかけて付着した痰

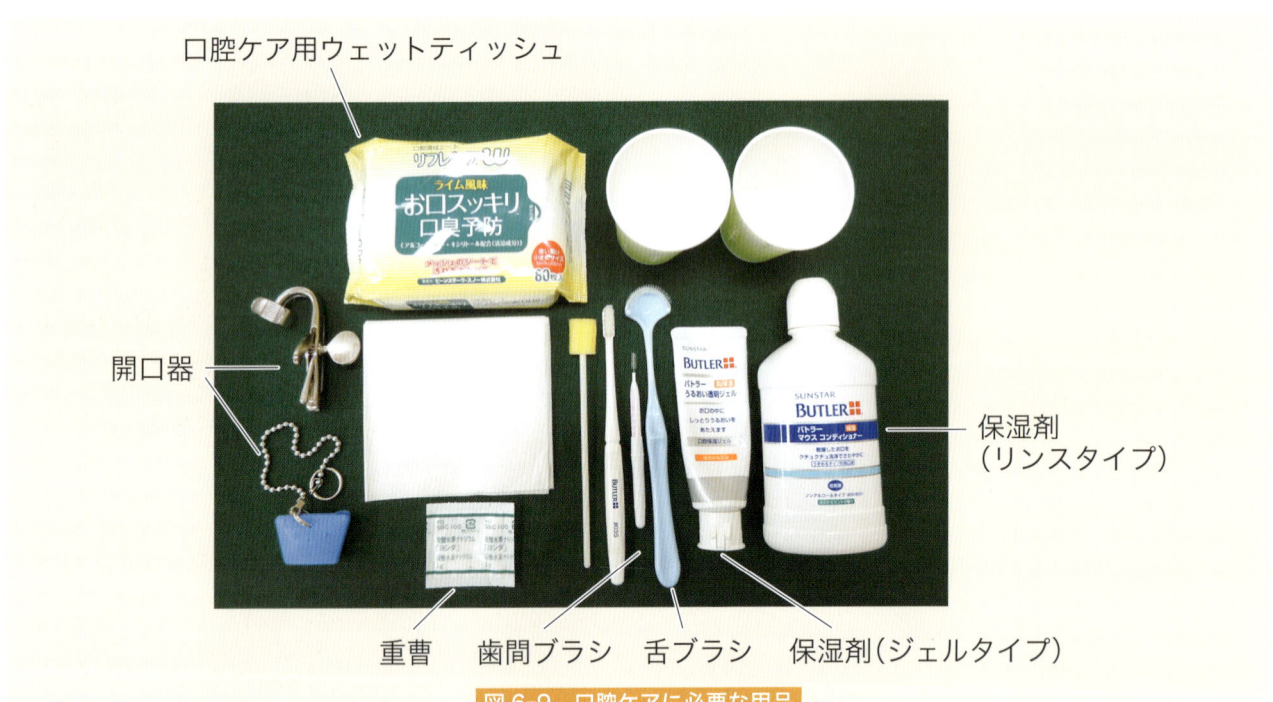

図6-9 口腔ケアに必要な用品
- 口腔ケア用ウェットティッシュ
- 開口器
- 重曹
- 歯間ブラシ
- 舌ブラシ
- 保湿剤（ジェルタイプ）
- 保湿剤（リンスタイプ）

⑤ 口腔乾燥状態（図6-7）
⑥ 口腔衛生状態
　食物残渣・痰・プラーク（歯垢）・歯石の付着，セルフケアの状況（図6-8）

■口腔ケアに必要な用品
　歯ブラシ（軟らかいもの），歯間ブラシ，舌ブラシ，スポンジブラシ，義歯用ブラシ，口腔保湿剤，ガーゼ，開口器，ペーパータオル，コップ2個，重曹水などを準備します（図6-9）．

■基本的な口腔ケア
　介助者が行う基本的な口腔ケアの実際を紹介します．
　口腔ケアが必要な患者さんはさまざまで，それぞれの状況に応じて方法や用品を選択します．

症例1　81歳，男性，下顎歯肉癌

　VF検査にて喉頭侵入と誤嚥がみられました．また，重度の口腔乾燥がありました（図6-10）．

《口腔ケアのポイント》
　・口腔ケア前後の口腔内の保湿
　・誤嚥させないようにブラッシングを行います．
　・口腔内のマッサージ

《使用したケア用品》

　歯ブラシ：ヘッドが小さく，粘膜にやさしい軟らかいものを選びます．

　スポンジブラシ：柄はプラスチックで折れにくく，スポンジ部は軟らかすぎず大きすぎないものを選びます．きれいな水分を含ませ，よく絞ってから口腔内を清拭します．使い捨てで衛生的です．

　歯間ブラシ：歯と歯の間の汚れを清掃します．歯間の大きさに合わせて選びます．

　保湿剤：ジェルタイプとリンスタイプがあります．ジェルタイプは液だれしにくいので誤嚥のリスクが低く，保湿持続効果が長いという特徴があります．リンスタイプはべたつかず，スポンジブラシに含ませて使用することで，保湿しながら洗浄することができます．そのため，口腔ケアの前後にはジェルタイプの保湿剤を，口腔ケア中にはリンスタイプの保湿剤を使用します．

　口腔ケア用ウェットティッシュまたはガーゼ：指に巻いて口腔内の汚れを拭き取ります．

　コップ2個：1つは汚れのついたスポンジブラシを洗浄するためのもの，もう1つは口腔洗浄用です．

　ペーパータオル：スポンジブラシについた大きな汚れを拭き取ります．

《口腔ケアの手順》
　① まず必要なケア用品の準備をします（図6-11）．
　② 体位を設定します．誤嚥をしないように，頸部は前屈させます（図6-12）．
　③ 口腔内を観察したところ，口唇や舌，粘膜は乾燥し，痰や剥離上皮が乾燥して硬く付着し，歯の清

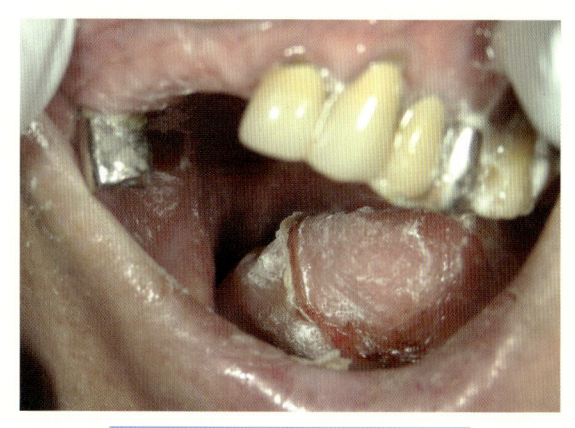

図6-10　下顎歯肉癌術後の口腔内

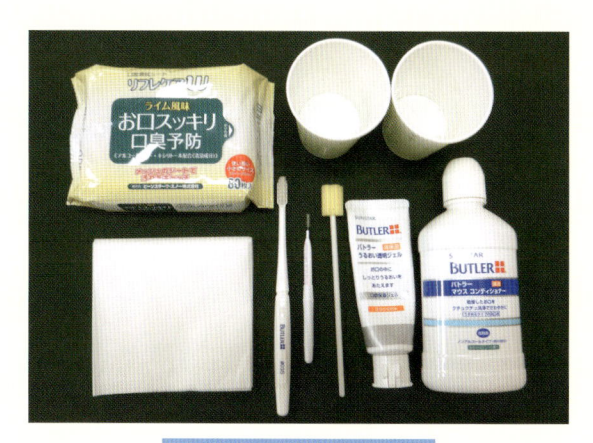

図6-11　ケア用品の準備

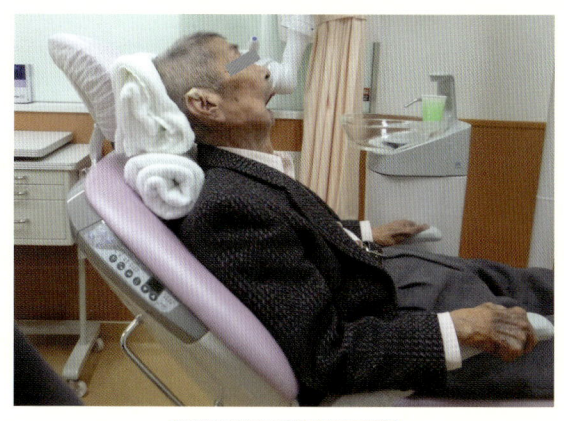

図6-12　体位の設定

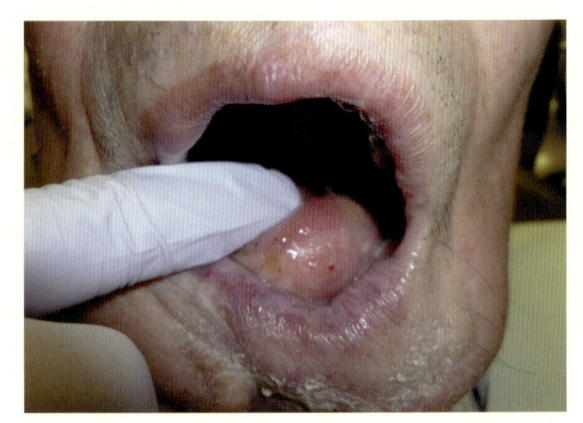

図 6-13　保湿剤を乾燥した口腔内に塗り込む

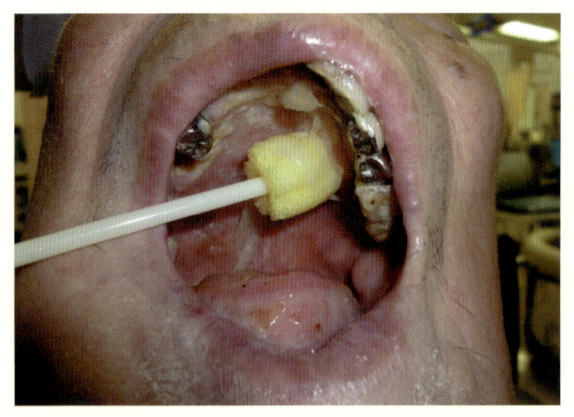

図 6-14　軟化した痰や剥離上皮をスポンジブラシで清掃

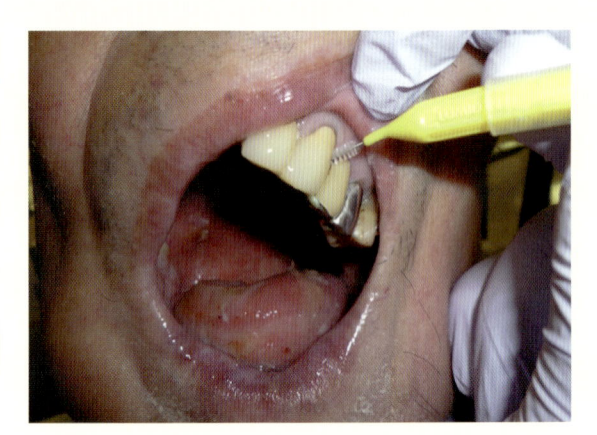

図 6-15　歯と歯の間は歯間ブラシで清掃

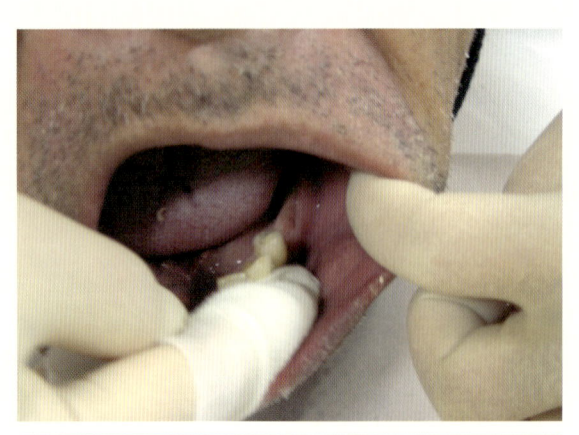

図 6-16　軽く濡らしたガーゼを指に巻き口腔内清拭

掃も不良な状態でした．そのため，まずは乾燥している口唇，口腔内の粘膜，歯全体にジェルタイプの保湿剤を塗り込んでいきます（図 6-13）．

④ 保湿剤塗布後，5〜15分くらい放置し，乾燥した痰や剥離上皮が軟化したところで，スポンジブラシで粘膜（頬粘膜，歯肉，舌，口蓋粘膜など）を清掃します．大まかな汚れはペーパータオルで拭き取り，コップの水で洗い，しっかり水を切り，もう1つのコップに入っているリンスタイプの保湿剤を含ませ，軽く絞ってから使用します．このとき，乾燥した痰・剥離上皮を無理やり剥がすと出血するので，注意深く行います（図 6-14）．

⑤ 軟らかめの歯ブラシを使用して，ブラッシングを行います．
⑥ 歯と歯の間の汚れが歯ブラシで除去できないときは，歯間ブラシで清掃します（図 6-15）．
⑦ スポンジブラシや，軽く濡らしたガーゼなどで口腔内全体を清拭し，残存している菌を回収します（図 6-16）．
⑧ 最後に，口腔内にジェルタイプの保湿剤をまんべんなく塗布したら終了です．このとき，頬粘膜や口蓋，舌をマッサージするように行うと唾液が出るようになり，口腔機能の向上が期待できます．

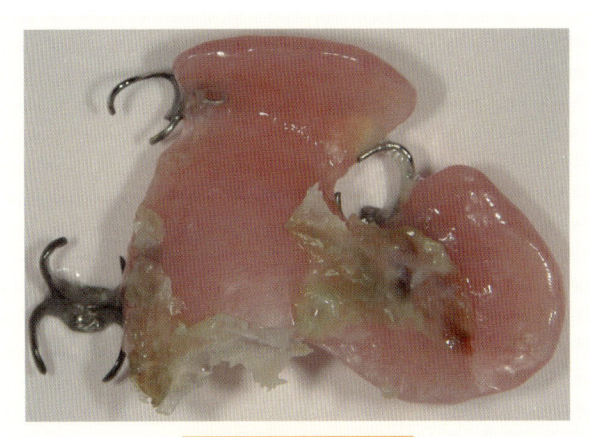

図6-17　汚れた義歯

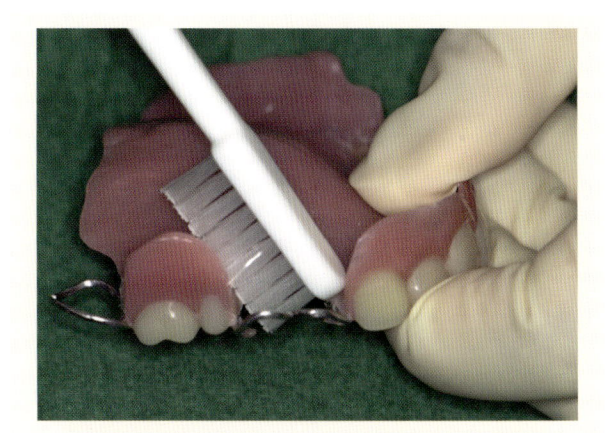

図6-18　部分床義歯の，ばねの部分の磨き方

◉義歯の管理について

　義歯は非常に汚れやすく，カンジダ菌を主体とした微生物塊のデンチャープラークが付着しやすくなります．また，材質上吸水性があり，汚れや臭いなども吸着します．さらに，プラスチック製のため傷がつきやすく，細菌が付着する原因ともなります．とくに，摂食・嚥下障害がある患者さんは口腔乾燥があり，口腔内はもとより，義歯にも汚れが付着しやすいため，日々の義歯の手入れは重要です（図6-17）．

《義歯清掃のポイント》
① 義歯を外し，流水下で洗います．
② 義歯用ブラシか歯ブラシで丁寧に磨きます．

・部分床義歯の場合
　義歯の裏側と，ばねの部分がとくに汚れます．表側もしっかり磨きます（図6-18）．
・総義歯の場合
　表側と裏側を，しっかり，くまなく磨きます．
③ 歯磨き粉は使用しません（研磨剤が入っているため細かい傷の原因になります）．
④ 就寝時は，専用の容器に義歯を入れ，義歯がかぶるくらいの水を入れて保管します（乾燥すると割れる，変形するなど，破損の原因になります）．

　見た目にはきれいでも，触ってヌルヌルしている部分は，まだ汚れが付着しているサインです．汚い義歯は，細菌の温床，カビの原因になります．

2 嚥下障害の診断がついた場合の口腔ケア

　口腔ケアは，疾病の予防や改善などの器質的口腔ケアと，摂食・嚥下のサポートを行う機能的口腔ケアとに分けられます．

　嚥下障害によって誤嚥性肺炎のリスクが高くなりますが，機能的口腔ケアを行うことで，嚥下リハビリテーションにもつながり，誤嚥性肺炎の予防になります．

　口腔ケアは，間接訓練としても，摂食・嚥下において重要な役割を担っているといえます．

● 準備するもの
- 枕（タオルでも可）
- 簡易パルスオキシメーター
- 吸引装置
- 口腔ケア器具

● 口腔ケアのポイント
- 嚥下障害の患者さんは，口腔ケア中の唾液や汚水の誤嚥を防ぐために，座位またはリクライニング位30〜45度とし，顎を引き，後頭部に枕かタオルを入れて頸部を前屈させます．
- 血中酸素飽和度（SpO$_2$）を確認しながらケアします．
- 吸引装置は，すぐに使えるように，手が届くところに準備します．
- スポンジブラシや歯ブラシは，水をよくきってから使用します．
- 浮いてきた汚れは，誤嚥しないように，すぐに除去します．

症例2　71歳，男性，右下顎歯肉癌（T3N0M0）

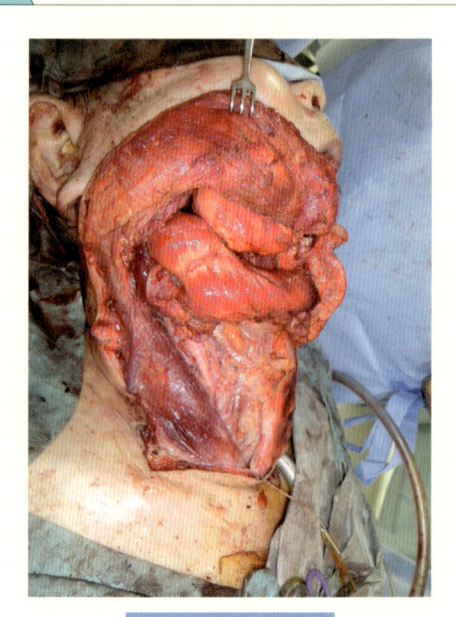

図6-19　手術中

《既往歴》
　胃癌（胃全摘），食道癌，胆嚢結石，前立腺癌

《現病歴》
　平成25年3月，歯肉に腫瘍を認め，疼痛，開口障害があり，近歯科医院より紹介受診されました．入院のうえ精査となり，生検の結果，扁平上皮癌と診断されました．本人，家族ともに手術を希望せず，経過観察となっていましたが，同年4月，食事摂取不良のため緊急入院となりました．この時点で患者さんが手術を希望され，手術が行われました．5月，術後の経管栄養目的のため外科にて腸瘻を造設し，全身麻酔下に耳鼻咽喉科，形成外科，口腔外科3科合同での気管切開，両側頸部郭清術，右下顎骨区域切除術（右下犬歯部〜下顎切痕），右舌下部・頰粘膜部＋右扁桃合併切除術，左側遊離腹直筋皮弁（マイクロサージェリーによる血管吻合），チタンプレート被覆による即時再建術が施行されました（図6-19）．

《初診時》（図6-20）
　開口障害があり，右下顎歯肉の腫瘍もあるため，「う

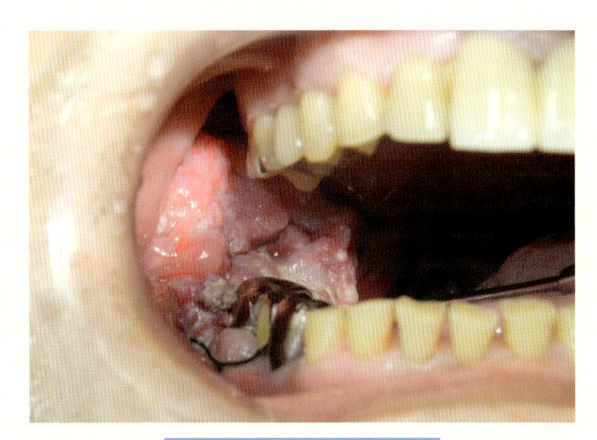

図 6-20　初診時の口腔内

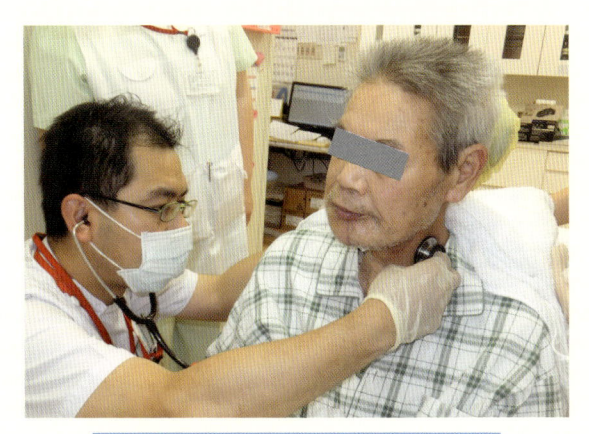

図 6-21　歯科医師によるフードテスト

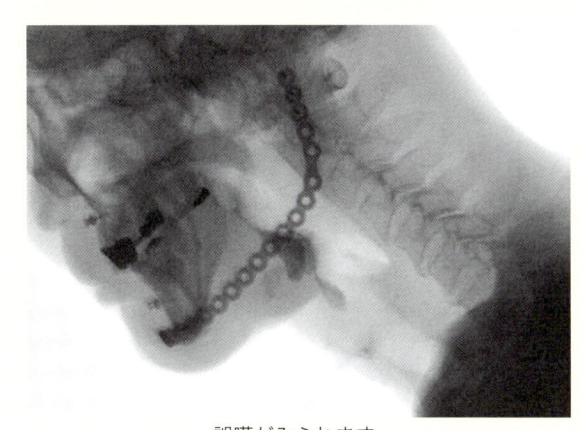

誤嚥がみられます.
図 6-22　VF 検査

まく磨けなかった」と話されるが，プラークは少量でした．2 か月前まで歯科医院に通院されていたこともあり，歯石の沈着などもほとんどみられませんでした．

《術後の経過》

　術後は唾液の嚥下ができず，すべてティッシュに出すという状況で，仰向け，側臥位で寝ることもできず，座位で数時間ウトウトするという日々がつづきました．

　術後 2 週間，腸瘻が閉塞し，外科にて左鼻腔より小腸へ経鼻腔腸チューブを留置しました．6 月上旬に歯科医師によるフードテスト，嚥下機能評価が施行されました（図 6-21）．その結果，MWST は座位で可能，RSST は 4 回 / 30 秒でした．水やとろみ水でのむせはみられなかったものの，ゼリーではむせがみられたため，誤嚥と判断されました．

　術後 1 か月後，VF 検査を施行しました（図 6-22）．喉頭蓋谷残留多量，咽頭腔の狭小化不全など，咽頭相の問題が多く，誤嚥が確認され，嚥下障害と診断されました．

《口腔ケアの手順》

① 口腔ケア用品の準備（図 6-23）
② 体位のセッティング

　　リクライニング位 45 度以上で，顎を引いて，枕（タオルなど）を入れて頸部を前屈させ，唾液や除去した汚物を誤嚥しないようにします．

③ 口腔内の保湿

　　口唇や口腔内の乾燥部位に，指で保湿ジェルを塗布します．

④ 粘膜のケア（図 6-24）

　　水または 2％重曹水（デンタルリンスでも可：アルコール無配合）に浸したスポンジブラシの水をよくきって，誤嚥させないように口腔内の奥から手前にケアします．

　　歯ブラシ：水がたれ込まないように，水をよくきってからケアします．

　　コップ：きれいな水とすすぎ用の 2 つを用意し，すすぎ用の水は，汚れたらこまめに交換します．

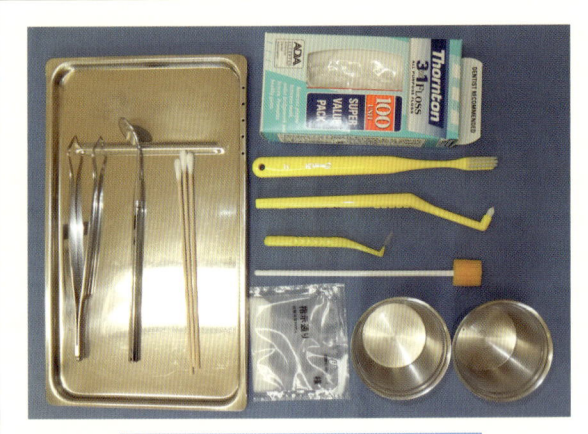

図 6-23　口腔ケアに使用した用具

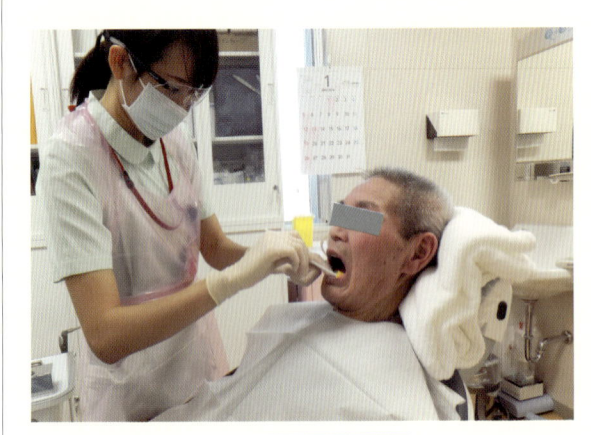

図 6-24　口腔ケア

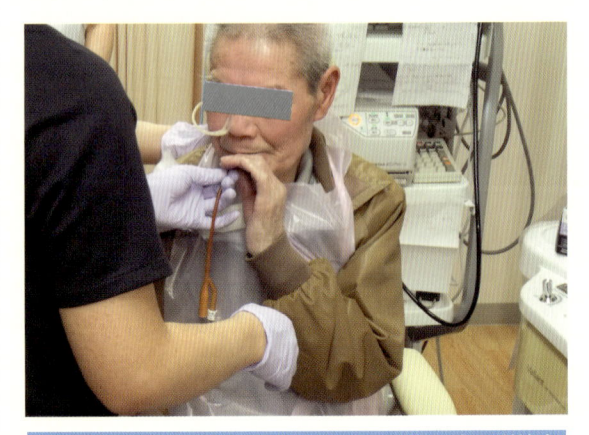

図 6-25　耳鼻科外来でバルーン引き抜き法の訓練中

　　スポンジブラシは，軟らかく，小さいもののほうが舌の下や頬と奥歯の間などもケアできます．
⑤　歯の清掃
　　歯がある患者さんには，必ず歯ブラシを使います．患者さんに合わせて歯ブラシを選びます．創部に当たらないようにヘッドが小さいものが良く，ブラシの硬さは，創部の治癒経過によってウルトラソフトからミディアムまで使い分けます．あまり軟らかすぎると汚れが落とせないため，ウルトラソフトの使用は，術後1週間以内とします．
　　タフトブラシは，術後の開口障害がある患者さんにはとても有効です．スリムなので，歯ブラシでは届きにくいところまで清掃が可能です．
　　歯間ブラシは，患者さんに合ったサイズを選びます．
　　症例の患者さんは，上顎前歯部にブリッジ（橋渡しした補綴物）が装着されていたため，スーパーフロスも使用しました．
⑥　皮弁と粘膜・舌の間のスリット部の清掃
　　綿棒を使用し，皮弁部と粘膜・舌の間の汚れを押し込まないように清掃します．空綿棒では，乾燥して汚れが除去できないので，一度濡らしてから使用します．
⑦　清拭
　　濡らしたガーゼ，またはスポンジブラシで浮いた汚物などを除去します．
⑧　保湿
　　ケア後，乾燥部位に保湿ジェルを塗布します．

《機能的口腔ケアとして》
　術後2週間より口腔ケア時に摂食機能訓練（間接）を開始しました．口唇閉鎖がむずかしく，流涎が多量だったため，口唇・頬訓練を行いました．舌は前方には出せるものの，舌尖を持ち上げたり左側の口角をなめることができないため，舌運動も行いました．そのほか，頸部回旋運動や肩運動などを行いました．
　しかし，1日をとおしてリハビリテーションばかりで，患者さんのストレスがたまり，リハビリテーショ

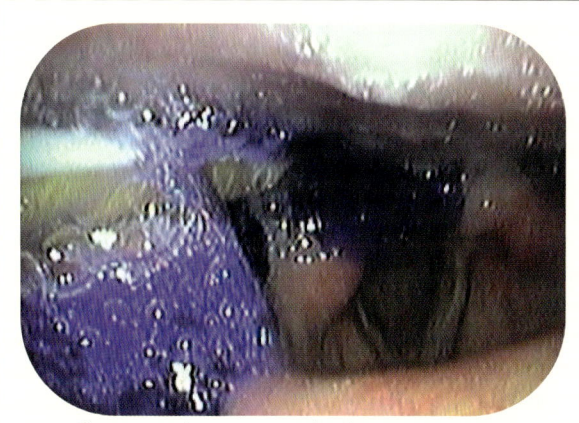

濃いとろみ水は，チューブに絡んでしまいます．
図6-26　VE検査

ンを拒否する日がつづきました．そこで，口腔ケアをしながら世間話をしたり，マッサージを行って患者さんとの信頼関係を築きながら，少しずつリハビリテーションを進めていきました．舌の動きの改善や流涎の減少など訓練の成果もだんだんみられ，1か月後，リハビリテーションのメニューを少し減らして，息こらえ嚥下，うなずき嚥下，右横向き嚥下を中心に行いました．なんとか息こらえ嚥下のみできる状況でした．外来通院になってからも口腔ケア時に間接訓練を行いながら，言語聴覚士（ST）による直接訓練と耳鼻咽喉科にてバルーン引き抜き法（図6-25）やVE検査（図6-26）を行っています．少量ですが，薄いとろみ水やゼリーが嚥下可能になってきました．患者さんの「食べたい！」という強い気持ちが，私たちスタッフの「食べさせたい！」というパワーの源にもなっています．

症例3　83歳，女性，右上顎歯肉癌（SCC，T2N0M0）

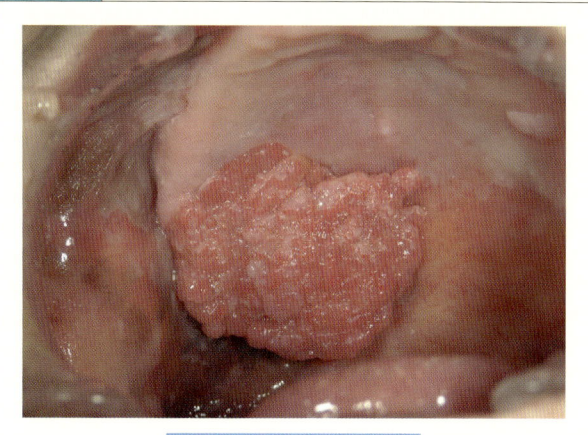

図6-27　初診時口腔内

本症例は，嚥下障害ではなかったものの，摂食不全を認めました．歯科衛生士として一番かかわりがある口腔期の問題であり，口腔ケアをとおして患者さんの摂食について携わりました．VF検査での評価を参考にし，食形態の改善，そして，食事摂取量の増加が早期退院につながったと考えます．

《既往歴》
　S状結腸癌術後（胃瘻造設併用），糖尿病（インスリン導入中），高血圧，脂質異常症，胃・十二指腸潰瘍
《現病歴》
　平成25年7月，かかりつけ歯科医院にて右上顎に腫瘍性の病変を指摘され，大学病院口腔外科に紹介されました．生検を施行し，病理組織学的に扁平上皮癌と診断されました．8月，下部内視鏡にてS状結腸癌が認められ，同大学病院消化器外科にてS状結腸切除，胃瘻（PEG）の造設が施行されました．10月，手術目的に当科へ転院となり，右上顎骨半側切除術（上方は梨状口を温存し，その下端で，外側は歯肉頬移行部を含め，内側はほぼ正中，後方は口蓋舌弓，口蓋垂を温存し，咽頭収縮筋，咽頭帆挙筋を一部含む）が施行されました．
《初診時口腔内》
　無歯顎でしたが，右上顎臼歯相当部にカリフラワー状の腫瘍を認めました（図6-27）．また，舌背に著明

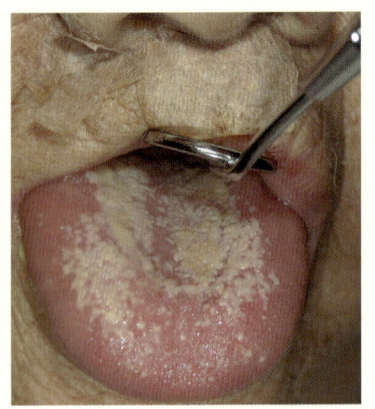

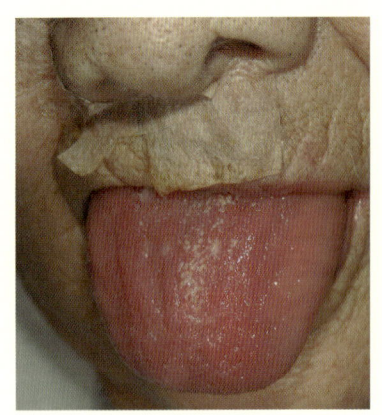

a：白苔が顕著　　　　　　　　　b：口腔ケア後

図6-28　手術前日

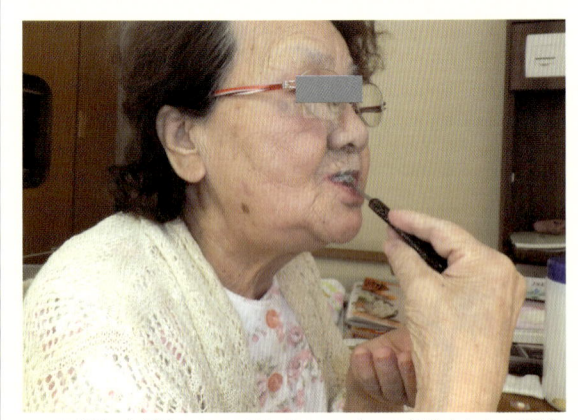

a：口蓋に穴があいているため，スプーンを逆さにして摂食　　　　b：咀嚼困難のため左側に頸部屈曲し，左側のみで咀嚼

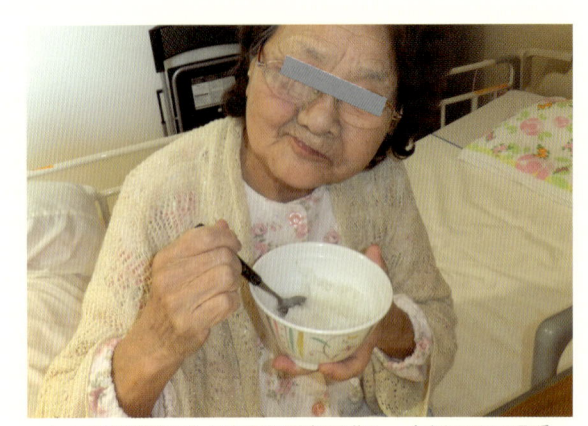

図6-29　術後の食事摂取状況

な白苔を認め（図6-28-a），2％重曹水と歯間ブラシを使用し，白苔の除去を行いました（図6-28-b）．術前後に可能な範囲で行えるようにセルフケアの指導も行いました．

鏡を見せながら，無理にすべて除去しようとしないで，太めの歯間ブラシ（L）で舌の奥から手前に引くように指導しました．

《術後の経過》

術後7日目より飲水開始し，12日目より糖尿病食（ミキサー食）が開始となりましたが，鼻咽腔閉鎖不全のため，嚥下困難の訴えがあり，VF検査を施行しました．VF検査では，摂食不全はみられるものの，水，とろみ水，ゼリー，お粥など，とくに問題なく嚥下できていました．

患者さんと何度も話し合い，栄養士も介入し，食形態を検討しました．スプーンを逆さまにし，食塊を舌に乗せたり（図6-29-a），頸部を左側屈曲させて食塊が右側に流れないように咀嚼したり（図6-29-b），患者さん自身がさまざまな工夫をして食事を行っていました．内服薬も嚥下が困難であり，口蓋の創部に残ってしまうため，ゼリーやヨーグルトと一緒に内服するようにすると，嚥下が可能になりました．

《口腔ケアの手順》

① 口腔ケア用品の準備（図6-30）
② 体位のセッティング
　　上顎の清掃をメインに，リクライニング位30

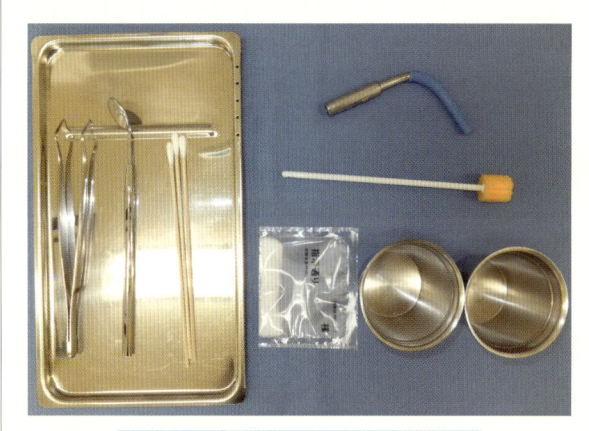

図6-30 口腔ケアに使用した用具

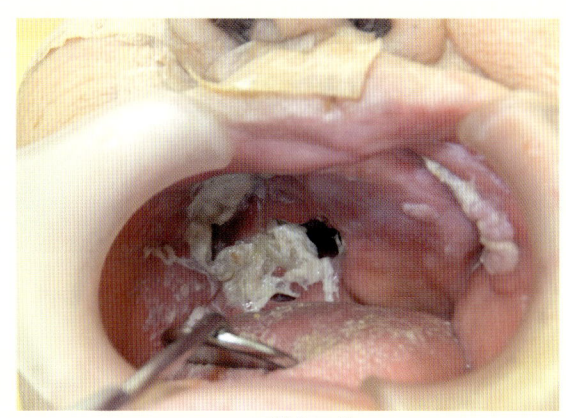

a：口腔ケア前

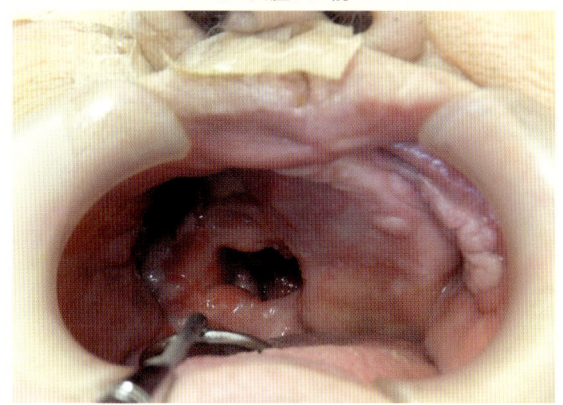

b：口腔ケア後

図6-31 術　後

度程度で頸部を前屈させ，上顎が見えるようにセッティングしました．

③ 口唇の保湿

　保湿ジェルで口唇の保湿をします．

④ 食渣の確認・吸引

　口蓋に貼り付いている食渣の確認をします（図6-31）．ケア時に汚物を誤嚥させそうなときは，先に吸引器で吸引可能な汚物を吸引します．

⑤ 粘膜の清掃

　水をよくきったスポンジブラシで大きな汚れ，白苔を除去します．スポンジブラシで除去した大きな汚れはガーゼで拭き取り，細かい汚れはすすぎ用の水ですすぎます．これを何度か繰り返します．

　創部の細かい部位の汚れは，スポンジブラシでは不可能なため，綿棒で除去します．舌苔は歯間ブラシで清掃します．

※舌や頬粘膜などセルフケアが可能な部位は，鏡を見せながら説明し，患者さん本人に行ってもらいます．

⑥ 保　湿

　最後に，乾燥部位を保湿ジェルで保湿します．

3 VF検査と言語聴覚士のかかわり

言語聴覚士と摂食嚥下リハビリテーション

● 言語聴覚士の専門性

　言語聴覚士（ST）は，コミュニケーションの基盤となる言語・認知機能や聴覚機能，発声・発語機能を中心にリハビリテーションを行う専門職です．とくに，摂食・嚥下障害に対するリハビリテーションを行う際には，食物を正しく認知し，嚥下に注意を向け，適切に一口量や摂食ペースのコントロールを行うための認知機能や，食べ物を口腔内に取り込み，咀嚼し，咽頭へ送り込み，嚥下する口腔・咽喉頭機能の獲得や向上が重要です．言語聴覚士は，この認知機能や口腔・咽喉頭機能に対し，評価，指導，訓練を行います．

　具体的には，医師や歯科医師からの処方にもとづき，関連職種と連携し，スクリーニング検査からVF検査などの鑑別診断検査，リハビリテーションとして間接訓練，摂食訓練，環境調整など幅広く行います．また，活動の場は，病院から施設，在宅にわたる広い範囲で，摂食・嚥下障害患者さんに対し専門的なサービスを提供します．

● 摂食・嚥下障害におけるチームアプローチの重要性

　摂食・嚥下障害の臨床では，チームアプローチは不可欠です．言語聴覚士の行う摂食機能療法や言語聴覚療法のかぎられた時間内ではリハビリテーションは完結せず，1日3食の食事自体も摂食訓練として重要な意味をもちます．また，摂食・嚥下機能評価を正確に行い，明確なリハビリテーションの目標を設定し実施するためには，多くの専門職種が連携する必要があります．

言語聴覚士がかかわるVF検査の目的

　VF検査には，「診断のための検査」と「治療のための検査」がありますが，言語聴覚士がかかわるVF検査は，「治療のための検査」が中心となります．具体的には，経口摂取の可否を含む栄養摂取の方法や摂食姿勢，食物形態，一口量，安全な嚥下方法や代償方法，訓練方法を立案し，治療方針を決定します．また，VF検査を用いてリハビリテーションの効果の判定も行います．

VF検査前後のかかわり

　医師や歯科医師の処方をもとに，摂食・嚥下リハビリテーションを開始します．ここでは，処方から検査，摂食・嚥下リハビリテーションの立案・実施について，VF検査を中心に流れを述べます（図6-32）．

VF検査前	① 摂食機能療法の処方
	② 情報収集
	③ スクリーニング検査
	④ VF事前カンファレンス （VF検査で評価する点を明確化）
VF検査中	⑤ VF検査（VF検査の記録および評価）
VF検査後	⑥ VF事後カンファレンス （摂食・嚥下リハビリテーションの立案）
	⑦ 摂食・嚥下リハビリテーションの実施
	⑧ 摂食・嚥下リハビリテーションの効果判定 VF検査の再評価を実施する場合もあります．

図6-32　VF検査の流れ

● VF検査前

　言語聴覚士のもとに摂食機能療法が処方されると，まず，情報収集を行います．情報収集では，基本情報や現病歴，既往歴のみならず，病前の嗜好や家族構成（おもな介護者など），病室や家庭での様子など，生活面に関する情報も収集しておくと，VF検査を施行する際に具体的な条件を設定しやすくなります．また，バイタルサイン（意識状態を含む）や栄養，脱水など全身状態に関する情報を関連職種と連携し収集することが重要です．

スクリーニング検査では，嚥下機能，発声発語機能，認知機能の検査を行います．具体的には，嚥下機能検査では，摂食・嚥下機能に関する問診票，反復唾液嚥下テスト（RSST），改訂水飲みテスト（MWST），フードテスト（FT）などを行い，場合によっては，頸部聴診法を併用します．発声発語機能検査では，口腔機能や鼻咽腔閉鎖機能，音声の聴覚的印象評価を行い，喉頭機能についてもスクリーニング評価を行います．さらに，認知機能検査では，VF検査や訓練に関する指示理解が可能か否か，嚥下に影響を及ぼすような高次脳機能障害（たとえば，注意障害，抑制障害）の有無も把握する必要があります．

VF検査を短時間に効率よく実施するために，情報収集やスクリーニング検査の結果から，VF検査で評価する摂食姿勢や食物形態，嚥下法などの条件を整理します．また，VF検査にかかわる専門職種や本人，家族が検査の目的を理解し，同じ目標に向かいアプローチするため，VF事前カンファレンスを行うことが望まれます．

● VF検査中

VF検査の直前には，意識状態や口腔内の湿潤・衛生状態を確認します．患者さんによっては，アイスマッサージを行い，嚥下しやすいコンディションを促します．

VF検査中は，事前カンファレンスで検討した体位（最も誤嚥が少ないと予想される体位）を患者さんにとらせ，必要に応じて摂食介助を行います．患者さんにとって，普段からリハビリテーションの際に顔を合わせる言語聴覚士や，リスク管理を行う看護師が同席し，摂食介助をすることで，安全に本人のbest swallowを引き出せる場合もあります．

VF検査時に透視室に入室しない場合は，別室でVF画像を記録し評価します．VF検査は，録画した画像を繰り返し確認できるので，詳細な評価をするためには非常に有用ですが，忙しい臨床現場では検査時に同時に記録できる技術が必要です．また，VF検査で評価した嚥下が，患者さんにとってbest swallowかworst swallowかを見極めることが大切です．

● VF検査後

VF検査後は，事後カンファレンスを行います．事後カンファレンスでは，VF検査の評価結果に基づき，問題点の抽出とリハビリテーション目標および訓練プランの立案を行います．この際，VF事前カンファレンスと同様に，関連職種や，場合によっては，患者さんと家族も参加し，摂食・嚥下障害の問題点を明確化し，治療目標や介入方法の統一化をはかることで円滑なチームアプローチが可能となります．

カンファレンスで検討した内容に基づき，摂食・嚥下リハビリテーションを実施します．

また，場合によっては，リハビリテーションの訓練効果の判定，食物形態の向上や摂食姿勢を変える際に，VF検査を実施し，再評価を行います．

症例：VF検査と摂食・嚥下リハビリテーション

本症例は，リハビリテーション病院における介入の一例です．本症例の患者さんが入院していた病院は，常勤の歯科医師，歯科衛生士が不在であったため，院内における摂食・嚥下チームには入っていませんでした．しかし，義歯の調整や専門的な口腔ケアなど，必要に応じて訪問歯科診療と連携して行うことが大切です．

> **症例4**　80歳代，女性，脳梗塞：右MCA（中大脳動脈）領域

《既往歴》

2年前，脳梗塞にて入院加療歴あり．

心房細動，高血圧

《現病歴》

朝起きてこないことを心配し，家族が寝室に行くと，ベッド上で意識のない状態で本人を発見．救急車にてK病院に搬送され，保存的治療が施行されました．右MCA領域に広範囲な梗塞を認め，左片麻痺および高次脳機能障害を認めました．発症1週間後に発熱を認め，誤嚥性肺炎の診断を受け，経鼻経管栄養にて水分・栄養摂取を行いました．全身状態が安定し，発症から1か月後にリハビリテーション病棟へ転棟となりました．

神経学的所見：左片麻痺，嚥下障害

神経心理学的所見：注意障害，左半側空間無視

家族構成：息子夫婦と同居

《VF検査前》

1　摂食機能療法の処方

患者さんの全身状態が安定し，本人・家族からの経口摂取の強い希望により，主治医より摂食機能療法および言語聴覚療法が処方されました．

2　情報収集（関連職種および家族による情報）

主治医：全身状態は安定し，血圧コントロール可能ですが，臥床による廃用症候群を認め，積極的にリハビリテーションを施行する必要があります．

看護師：昼夜逆転傾向を認めるため，日中は車椅子乗車を促し，生活リズムが整ってきました．口腔内は湿潤していますが，発症直後に義歯を外し，その後は義歯が不適合となり使用困難です．痰がらみの咳を認め，頻回な吸引を施行しています．

理学療法士（PT）：ADL（日常生活動作）はほぼ全介助レベル（寝返り，起き上がり，座位保持動作は可能）で，廃用症候群による易疲労性を認めます．呼吸機能の低下を認め，自己排痰困難です．

作業療法士（OT）：左上肢は廃用手レベルであり，食事動作は右手（利き手）のみ使用しています．また，注意障害を重度に認め，作業中に1つの課題に集中することがむずかしい状態です．

管理栄養士：栄養状態は良好です．

薬剤師：現在，経鼻経管栄養のため，錠剤を簡易懸濁法にて内服しています．

家族（嫁）：身の回りのことはできるようになって欲しいが，食事が自分で食べられるようになったら自宅退院も検討します．家屋は持ち家のため，住宅改修が可能です．病前の食事は嫁がつくっていましたが，甘い物がとくに好きでした．

医療ソーシャルワーカー（MSW）：介護保険などの社会保障について，本人と家族を含め調整中です．

3　スクリーニング検査

・呼吸機能評価：咳嗽力が弱く，時折，痰がらみの咳を認めました．自己排痰困難です．

・発声機能：発声持続時間12秒，軽度の粗造性嗄声を認めました．

・口腔・顔面の運動機能および感覚検査：左側の顔面および舌に軽度の麻痺を認め，口唇周囲に軽度感覚低下を認めました．

鼻咽腔閉鎖機能の低下を認め，開鼻声（鼻漏れ声）を認めました．

・嚥下機能スクリーニング検査

RSST（段階3）：2回/30秒

飲水後に，むせを認めます．

呼吸嚥下パターンは，呼気→嚥下→吸気

フードテスト（段階3）

嚥下後に湿性嗄声，左側口腔前庭に食物残渣を認めました．

・MMSE（認知機能検査）：19/30

注意障害および左半側空間無視を認めました．

〈スクリーニング検査結果〉

認知期は，高次脳機能障害の影響で，嚥下中に注意散漫になる傾向を認めます．口腔期は，口腔運動および知覚の低下を認めたことから，フードテストでは口腔内に食物残渣を認めます．咽頭期は，嚥下反射惹起

遅延を認め，呼吸嚥下パターンも呼気 →嚥下 →吸気パターンであり，咳嗽力の低下も認めることから，誤嚥のリスクは高いと考えます．VF 検査にて，経口摂取の可否および摂食訓練開始について検討する必要があります．

4　VF 事前カンファレンス

　主治医，看護師，言語聴覚士，理学療法士，作業療法士，管理栄養士，放射線技師による VF 事前カンファレンスを開催しました．

・摂食姿勢：リクライニング位 30 度

　喉頭蓋谷に食物残留を認めた場合

　　→うなずき嚥下の評価

　正面像にて咽頭残留に左右差を認めた場合

　　→横向き嚥下（頸部回旋法）の評価

・食物形態：とろみ液 →ゼリー →全粥
・一口量：（液体）2 mL →4 mL，（固形物）3 g →5 g

　経鼻経管栄養を併用した状態で直接訓練を施行する場合も想定し，今回はチューブ挿入した状態での評価を行います．

〈VF 検査中〉

5　VF 検査の記録および評価

　VF 検査直前は，意識状態，口腔衛生の確認，アイスマッサージを行い，レントゲン透視室へ入室します．VF 検査では，事前カンファレンスで検討した条件で検査を実施します．また，言語聴覚士は，別室にて VF モニターを確認しながら，検査の記録を行います（図6-33）．

〈VF 検査後〉

6　VF 事後カンファレンス

　VF 検査の結果とスクリーニング結果より，関連職種と VF 事後カンファレンスを開催しました．

【問題点の抽出】

① 口腔器官の運動低下による食塊形成・移送の低下
② 鼻咽腔閉鎖機能不全による，食塊の鼻咽腔への逆流および咽頭内圧の低下
③ 嚥下反射惹起性の低下
④ 食塊の咽頭残留

（とくに，喉頭蓋谷 →うなずき嚥下にて除去可能）

⑤ 喉頭侵入
⑥ 咳嗽力の低下
⑦ 高次脳機能障害（注意障害，左半側空間無視）による，嚥下への集中困難

【摂食・嚥下リハビリテーションの目標】

短期目標（1 か月）：

　全介助にて 1 食（ゼリーレベル食形態）経口摂取を可能とする．

・口腔機能・鼻咽腔閉鎖機能の向上
・嚥下反射惹起性の向上
・嚥下方法（うなずき嚥下，息こらえ嚥下）の獲得
・摂食条件の整備（一口量，姿勢調整，嚥下に集中できる環境設定）
・誤嚥性肺炎防止のため，咳嗽力の向上，自己排痰能力の向上．

長期目標（6 か月）：

　嚥下食にて必要栄養量および水分を自己摂取にて経口摂取可能とする（サービスを利用し自宅退院）．

【訓練プログラム】

① 口腔運動訓練
② 鼻咽腔閉鎖機能訓練（ブローイング訓練）
③ 喉のアイスマッサージ
④ 息こらえ嚥下法の獲得練習（食物無し⇒食物有り）
⑤ 段階的摂食訓練

・摂食姿勢：リクライニング位 30 度（頸部前屈位）
・食物形態：ゼリー（一口量 3g，スライス法）
・咽頭残留除去法：うなずき嚥下，複数回嚥下
・環境調整：右側からの環境刺激（テレビ，窓など）を軽減

⑥ 呼吸訓練

【訓練時のリスク管理】

　摂食訓練は，病室にて実施します．摂食訓練前後の

VF-NO

氏名：A様　(男・(女)) 83 歳 ID：

病名：脳梗塞(右MCA) 障害

リハビリ科　3 (病棟)・外来　主治医：　実施医：

検査日：2013年 2月 18日　1回目　ST：　記録者

造影剤 硫酸バリウム　O₂SAT：検査前 (98)%　検査後 (97)%

体幹角度（体位）	30°	30°	30°	30°	30°	30°
頸部	前屈	前屈	前屈	前屈	前屈	前屈
検査食の種類	40%バリウム	40%バリウム	プリン	プリン	全粥	全粥
量	2ml	4ml	3g	5g	3g	5g
形態	薄トロミ	薄トロミ				
温度						
義歯（要・不要）	着・(非)	着・(非)	着・(非)	着・(非)	着・(非)	着・(非)
摂食方法	介助	介助	→	→	→	→
嚥下手技						
指示嚥下・自由嚥下	(指)・自	(指)・自	指・自	指・自	指・自	指・自
撮影方向	(側)・正	(側)・正	(側)・正	(側)・正	(側)・正	(側)・正
食物の取り込み	3 2 1	3 2 1	③ 2 1	③ 2 1	③ 2 1	③ 2 1
咀嚼・押しつぶし	3 2 1	3 2 1	③ 2 1	3 ② 1	3 ② 1	3 ② 1
口唇からの漏出	③ 2 1	③ 2 1	③ 2 1	③ 2 1	③ 2 1	3 ② 1
口腔内保持	③ 2 1	3 ② 1	③ 2 1	3 ② 1	3 ② 1	3 ② 1
食塊形成	③ 2 1	3 ② 1	③ 2 1	3 ② 1	3 ② 1	3 ② 1
口腔残留（前庭部）	③ 2 1	3 ② 1	③ 2 1	3 ② 1	3 ② 1	3 ② 1
（口腔底）	③ 2 1	③ 2 1	③ 2 1	③ 2 1	③ 2 1	3 ② 1
（舌背）	③ 2 1	③ 2 1	3 ② 1	3 ② 1	③ 2 1	3 ② 1
咽頭への送り込み	3 ② 1	3 ② 1	3 ② 1	3 ② 1	3 ② 1	3 ② 1
嚥下反射惹起時間	3 ② 1	3 ② 1	3 ② 1	3 ② 1	③ 2 1	3 ② 1
口腔への逆流	③ 2 1	3 ② 1	③ 2 1	3 ② 1	③ 2 1	3 ② 1
鼻咽腔への逆流	③ 2 1	③ 2 1	③ 2 1	3 ② 1	③ 2 1	③ 2 1
食道入口部の通過	③ 2 1	③ 2 1	③ 2 1	③ 2 1	3 ② 1	3 ② 1
喉頭侵入	③ 2 1	3 ② 1	③ 2 1	3 ② 1	③ 2 1	3 ② 1
誤嚥	③ 2 1	③ 2 1	③ 2 1	③ 2 1	③ 2 1	③ 2 1
通過経路	右 左 両	右 左 両	右 左 両	右 左 両	右 左 両	右 左 両
反射的なむせ	3 2 1	3 2 1	3 2 1	3 2 1	3 2 1	3 2 1
誤嚥物の喀出	3 2 1	3 2 1	3 2 1	3 2 1	3 2 1	3 2 1
喉頭蓋谷残留	③ 2 1	3 ② 1	③ 2 1	3 ② 1	③ 2 1	3 ② 1
	右 左 両	右 左 両	右 左 両	右 左 両	右 左 両	右 左 両
梨状陥凹残留	③ 2 1	③ 2 1	③ 2 1	③ 2 1	③ 2 1	③ 2 1
	右 左 両	右 左 両	右 左 両	右 左 両	右 左 両	右 左 両
食道残留	3 2 1	3 2 1	3 2 1	3 2 1	3 2 1	3 2 1
食道内逆流	3 2 1	3 2 1	3 2 1	3 2 1	3 2 1	3 2 1
胃食道逆流	3 2 1	3 2 1	3 2 1	3 2 1	3 2 1	3 2 1

コメント・8Fr 経鼻胃管チューブ挿入
・プリン5gの際、うなずき嚥下にて喉頭蓋谷残留除去可能

図6-33 VF検査記録

(嚥下造影の検査法（詳細版），日本摂食・嚥下リハビリテーション学会医療検討委員会2011年版案，日本摂食・嚥下リハビリテーション学会誌15(1)：76-95，2011 一部改変)

口腔ケア，SpO_2 および頸部・胸部聴診にて変化の確認をします．

7　摂食・嚥下リハビリテーションの実施

言語聴覚療法室にて，口腔運動訓練・鼻咽腔閉鎖機能訓練および食べ物を用いない息こらえ嚥下法の習得訓練を実施しました．そのほか，高次脳機能障害（注意障害，左半側空間無視）に対する注意課題を行いました．また，理学療法士，看護師と連携し，呼吸訓練および咳嗽訓練を行いました．

病室では，看護師と連携し，バイタルチェックおよび口腔ケアのあと，喉のアイスマッサージと摂食訓練を実施しました．この際，再現性の高い摂食姿勢の獲得をはかるため，作業療法士と連携し，姿勢調整用のクッションやベッドの背挙げ方法を検討しました（図6-34〜36）．また，一口量は3gとして，スライス法を用いて訓練を行いました（図6-37）．適宜，訓練の進捗状況を主治医に報告し，リハビリ担当者でミニカンファレンスを頻回に開催し，情報交換をしながらリ

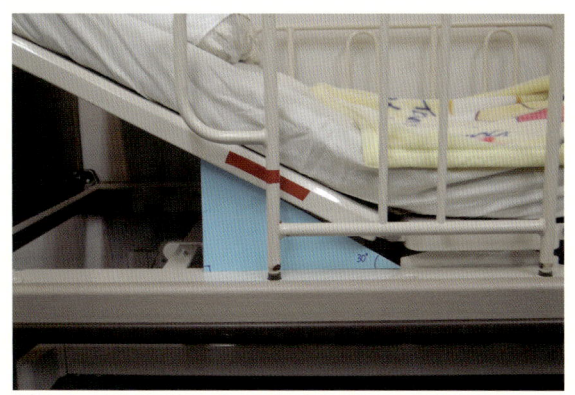

図6-34　摂食訓練時のリクライニング位の調整

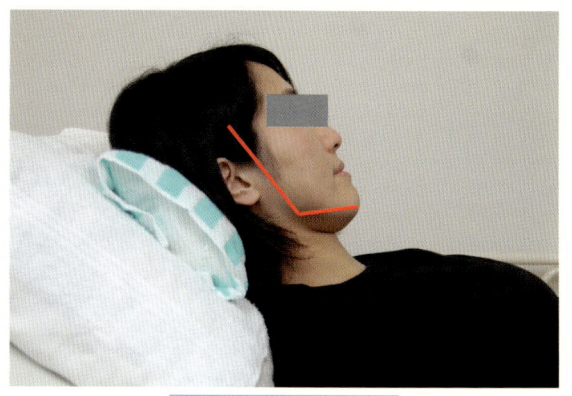

図6-35　頸部前屈位

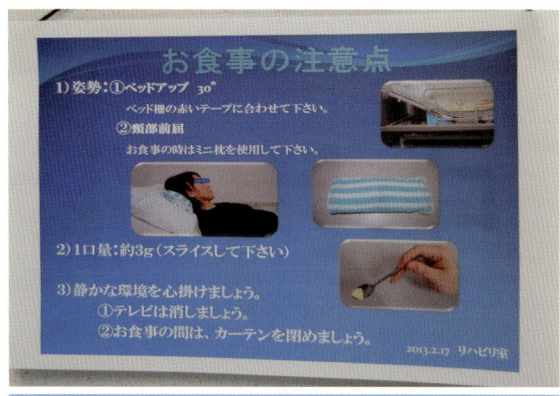

図6-36　摂食訓練に関する注意書き（ベッドサイドに掲示）

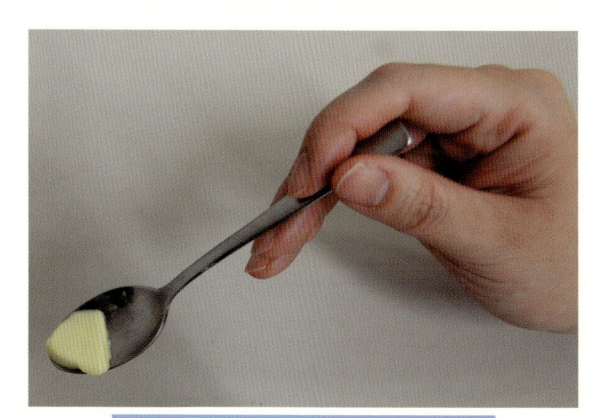

図6-37　一口量（3g，スライス法）

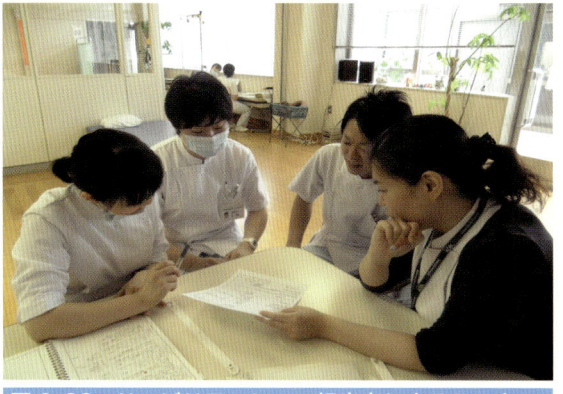

図6-38　リハビリテーション担当者によるミニカンファレンス

ハビリテーションを進めました（**図6-38**）．

8　摂食・嚥下リハビリテーションの効果判定

　リハビリテーション開始1か月後には，発熱や痰量の増加など誤嚥性肺炎の兆候を認めず，1食（ゼリー食）の経口摂取が可能となりました．今後，介助にて3食経口摂取を目標に段階的摂食訓練を継続します．また，3食経口摂取が可能となったあと，自己摂取を目標に摂食姿勢のリクライニング位（30度→45度→60度）をアップさせるため，VF検査にて再評価を行う予定です．また，自己摂取に向け，作業療法士と連携し，スプーンなど食具の使用訓練や食事環境の調整をはかります．

4 VF検査食（模擬食品）のレシピと嚥下障害患者の食事形態のポイント

VF検査食のレシピ

VF検査食を摂取することで，嚥下器官の働きと飲食物の通過状況を確認することができます．造影剤は，もし誤嚥しても，少量では比較的毒性が低い硫酸バリウムが使用されます．おもな造影検査食を次に示します[3]．

● 希釈硫酸バリウム液

原液は粘度が高いので，40％前後に希釈することで，水や汁物と同等の粘度となります．誤嚥しても排出されやすく，安全です．

● 増粘剤加硫酸バリウム液

40％希釈硫酸バリウム液に増粘剤を加えると，水や汁物に増粘剤を加えた状態に近くなります．濃いめのとろみ（高粘度，スプーンから落とすとボタボタと分離して落ちる状態）と，薄めのとろみ（中粘度，スプーンから落とすとトロトロつながって線状に落ちる状態）に調整して検査します．

● バリウムゼリー（ゼラチン）

嚥下障害食としてのゼラチンゼリーの模擬食品です．

● バリウムゼリー（寒天）

嚥下障害食としての寒天ゼリーの模擬食品です．

筆者の施設では，歯科口腔外科医師の指示により，VF検査食を作成しています（**表6-3**）．

なお，「とろみ」については，日本摂食・嚥下リハビリテーション学会の『学会分類2013（とろみ）早見表』[4]（**表6-4**）により標準化されています．嚥下障害者のための，とろみつき液体は，「薄いとろみ」，「中間のとろみ」，「濃いとろみ」と，とろみ調整食品の使用量の少ない順に，段階1，段階2，段階3に分けて表示されています．

表6-3　嚥下造影検査食（自治医科大学附属病院）

種類	作成方法
20％希釈硫酸バリウム液（★）	バリウム10 mL ＋ 水40 mL
増粘剤入り20％希釈硫酸バリウム液（薄いとろみ）	★50 mL ＋ 増粘剤0.4 g
増粘剤入り20％希釈硫酸バリウム液（中間のとろみ）	★50 mL ＋ 増粘剤0.9 g
増粘剤入り20％希釈硫酸バリウム液（濃いとろみ）	★50 mL ＋ 増粘剤1.3 g
バリウムゼリー	バリウム30 mL ＋ 熱湯110 mL ＋ イオンサポート1本（11 g）

注）バリウムはバリトップゾル150®（カイゲンファーマ株式会社），増粘剤はソフティア®（ニュートリー株式会社）を使用

嚥下障害のある患者さんの食事形態のポイント

● 日本摂食・嚥下リハビリテーション学会による嚥下調整食分類2013

日本摂食・嚥下リハビリテーション学会医療検討委員会により，2013年，『日本摂食・嚥下リハビリテーション学会嚥下調整食分類2013（学会分類2013）』[5]が作成されました．

嚥下機能障害に配慮して調整した（ととのえた，用意した，手を加えた）意味で，嚥下調整食という名称が採用されています．今後，この早見表の活用により，急性期・回復期の医療機関，また，施設，在宅においても連携が容易になると思われます．

対象は，成人の中途障害による嚥下障害症例とされており，器質的な狭窄による嚥下障害や，小児の嚥下障害における発達過程を考慮した嚥下調整食と一致するものではないとされています．形態は段階的に示されていますが，量や栄養成分の表示はありません．個々の活用にあたっては，栄養状態を評価し，栄養素量を設定したうえで嚥下調整食を選択しますが，不足の栄養素については経管栄養法などで補給することが重要です．

学会分類2013（食事）早見表を，**表6-5**に示します．

表 6-4 学会分類 2013（とろみ）早見表（日本摂食・嚥下リハビリテーション学会）

	段階 1 薄いとろみ 【Ⅲ-3 項】	段階 2 中間のとろみ 【Ⅲ-2 項】	段階 3 濃いとろみ 【Ⅲ-4 項】
英語表記	Mildly thick	Moderately thick	Extremely thick
性状の説明 （飲んだとき）	・「drink」するという表現が適切なとろみの程度 ・口に入れると口腔内に広がる液体の種類・味や温度によっては，とろみがついていることがあまり気にならない場合もある． ・飲み込む際に大きな力を要しない． ・ストローで容易に吸うことができる．	・明らかにとろみがある感じがあり，かつ，「drink」するという表現が適切なとろみの程度 ・口腔内での動態はゆっくりで，すぐには広がらない． ・舌の上でまとめやすい． ・ストローで吸うのは抵抗がある．	・明らかにとろみがついていて，まとまりがよい． ・送り込むのに力が必要 ・スプーンで「eat」するという表現が適切なとろみの程度 ・ストローで吸うことは困難
性状の説明 （見たとき）	・スプーンを傾けると，すっと流れ落ちる． ・フォークの歯の間から素早く流れ落ちる． ・カップを傾け，流れ出たあとには，うっすらと跡が残る程度の付着	・スプーンを傾けると，とろとろと流れる． ・フォークの歯の間からゆっくりと流れ落ちる． ・カップを傾け，流れ出たあとには，全体にコーティングしたように付着	・スプーンを傾けても形状がある程度保たれ，流れにくい． ・フォークの歯の間から流れ出ない． ・カップを傾けても流れ出ない（ゆっくりと塊となって落ちる）．
粘度（mPa·s） 【Ⅲ-5 項】	50〜150	150〜300	300〜500
LST 値（mm） 【Ⅲ-6 項】	36〜43	32〜36	30〜32

※本早見表の使用にあたっては，必ず引用文献の本文を参照のこと．

（日本摂食・嚥下リハビリテーション学会誌 17(3)：263，2013 より改変）

　筆者の施設では，2010 年 3 月より，嚥下評価食，嚥下練習食，嚥下移行食の 5 段階に分類し，作成しています．形態的段階分類，レシピなどについて，チーム（歯科医師，歯科衛生士，摂食・嚥下障害認定看護師，言語聴覚士，管理栄養士）で開発しました．

　嚥下練習食，嚥下移行食については，摂食訓練における交互嚥下を考慮して献立を設定しています．交互嚥下とは，異なる形態の食塊が交互に入ることで，咽頭残留の除去に物理的に有利に働くとされ，べたつきやばらつきのある食物のあとにゼラチンゼリーを与えると，口腔残留や咽頭残留が解消されます．

　筆者の施設の嚥下評価食，嚥下練習食，嚥下移行食と，5 段階の特徴と栄養素量，提供方法を図 6-39 に示します．一人ひとりについて栄養アセスメントを行い，栄養必要量を設定し，不足の栄養素については経管栄養や静脈栄養で補充するようにしています．表 6-6 に各段階の献立例を示します．

表6-5 学会分類2013（食事）早見表（日本摂食・嚥下リハビリテーション学会）

コード[I-8項]		名称	形態	目的・特色	主食の例	必要な咀嚼能力[I-10項]	他の分類との対応[I-7項]
0	j	嚥下訓練食品0j	均質で、付着性・凝集性・硬さに配慮したゼリー離水が少なく、スライス状にすくうことが可能なもの	重度の症例に対する評価・訓練用少量をすくってそのまま丸呑み可能残留した場合にも吸引が容易たんぱく質含有量が少ない		（若干の送り込み能力）	嚥下食ピラミッドL0嚥下困難者用食品許可基準Ⅰ
	t	嚥下訓練食品0t	均質で、付着性・凝集性・硬さに配慮したとろみ水（原則的には、中間のとろみあるいは濃いとろみのどちらかが適している）	重度の症例に対する評価・訓練用少量ずつ飲むことを想定ゼリー丸呑みで誤嚥したりゼリーが口中で溶けてしまう場合たんぱく質含有量が少ない		（若干の送り込み能力）	嚥下食ピラミッドL3の一部（とろみ水）
1	j	嚥下調整食1j	均質で、付着性、凝集性、硬さ、離水に配慮したゼリー・プリン・ムース状のもの	口腔外で既に適切な食塊状となっている（少量をすくってそのまま丸呑み可能）送り込む際に多少意識して口蓋に舌を押しつける必要がある。0jに比し表面のざらつきあり。	おもゆゼリー、ミキサー粥のゼリー　など	（若干の食塊保持と送り込み能力）	嚥下食ピラミッドL1・L2嚥下困難者用食品許可基準ⅡUDF区分4（ゼリー状）（UDF：ユニバーサルデザインフード）
2	1	嚥下調整食2-1	ピューレ・ペースト・ミキサー食など、均質でなめらかで、べたつかず、まとまりやすいものスプーンですくって食べることが可能なもの	口腔内の簡単な操作で食塊状となるもの（咽頭では残留、誤嚥をしにくいように配慮したもの）	粒がなく、付着性の低いペースト状のおもゆや粥　など	（下顎と舌の運動による食塊形成能力および食塊保持能力）	嚥下食ピラミッドL3嚥下困難者用食品許可基準Ⅱ・ⅢUDF区分4
	2	嚥下調整食2-2	ピューレ・ペースト・ミキサー食などでべたつかず、まとまりやすいもので不均質なものも含む。スプーンですくって食べることが可能なもの	やや不均質（粒がある）でもやわらかく、離水もなく付着性も低い粥類		（下顎と舌の運動による食塊形成能力および食塊保持能力）	
3		嚥下調整食3	形はあるが、押しつぶしが容易、食塊形成や移送が容易、咽頭でばらけず嚥下しやすいように配慮されたもの多量の離水がない	舌と口蓋間で押しつぶしが可能なもの押しつぶしや送り込みの口腔操作を要し（あるいはそれらの機能を賦活し）、かつ誤嚥のリスク軽減に配慮がなされているもの	離水に配慮した粥　など	舌と口蓋間の押しつぶし能力以上	嚥下食ピラミッドL4高齢者ソフト食UDF区分3
4		嚥下調整食4	硬さ・ばらけやすさ・貼りつきやすさなどのないもの箸やスプーンで切れるやわらかさ	誤嚥と窒息のリスクを配慮して素材と調理方法を選んだもの歯がなくても対応可能だが、上下の歯槽堤間で押しつぶす、あるいはすりつぶすことが必要で、舌と口蓋間で押しつぶすことは困難	軟飯・全粥　など	上下の歯槽堤間の押しつぶし能力以上	嚥下食ピラミッドL4高齢者ソフト食UDF区分1・2

※本早見表の使用にあたっては、必ず引用文献の本文を参照のこと。

（日本摂食・嚥下リハビリテーション学会誌 17(3): 259, 2013 より改変）

嚥下食	特徴	栄養素量	提供方法
嚥下評価食	・嚥下機能評価を行うにあたり，評価に適した物性で，しかも，常にその物性が一定した食品	40 kcal	
嚥下練習食A	・半固形のもので，スプーンでスライス型に切り取ることができ，咽頭に食塊が残らず，刺激の少ないものを中心にしている．	1食 40 kcal 程度	昼のみ1食 1食あたり1品
嚥下練習食B	・半固形のもので，嚥下練習食Aに加え，やや繊維質が多いものを取り入れている． ・物性的には均質で，ざらつき感やべたつき感が少ないが，嚥下練習食Aよりは口腔粘膜への付着性が高くなっている． ・嚥下練習食Aの料理を1品は組み込んでいる．	2食 150 kcal 程度	昼・夕のみ2食 1食あたり2品
嚥下練習食C	・半固形のものに加え，流動態のものを取り入れている． ・物性的には均質で，野菜の食物繊維や肉・魚類の脂肪を含み，ざらつき感は嚥下練習食Bよりやや高い． ・口腔内でばらばらになるような料理は，事前に適度なとろみに調整している． ・嚥下練習食Bの料理を1品とお茶ゼリー1品を組み込んでいる．	3食 600 kcal 程度	朝・昼・夕3食 1食あたり3品 ＋お茶ゼリー
嚥下移行食	・嚥下練習食から三分菜食に移行するまでの食事． ・嚥下練習食Cよりざらつき感が高く，1食あたりの量が多い． ・半固形か流動態のものが中心． ・舌で押したときにばらばらになりにくい物性で，流動態の料理は，事前にとろみをつけ調整している． ・嚥下練習食Cの料理を1品は組み込んでいる．	3食 1200 kcal 程度	朝・昼・夕3食

図 6-39 嚥下評価食，嚥下練習食，嚥下移行食（自治医科大学附属病院）

表 6-6 嚥下練習食・嚥下移行食献立例（自治医科大学附属病院）

	嚥下練習食A	嚥下練習食B	嚥下練習食C	嚥下移行食
朝	お茶ゼリー（0j）	みそスープゼリー（0j） メディミルムース（1j）	ペースト粥ゼリー（1j） うめびしお（2-1） ツナペースト（2-1） みそスープゼリー（0j） お茶ゼリー（0j）	粥（4） ツナペーストのマヨネーズ和え（2-1） 大根のあんかけ・ゼリー寄せ（1J） さつま芋の煮物ペースト（2-1） ヨーグルト（2-1）
昼	くりん（0j）	くりん（0j） 人参ゼリー（1j）	ペースト粥ゼリー（1j） たいみそ（2-1） 鶏肉のすり流し1/2量（2-1） うぐいす豆ペースト（2-1） お茶ゼリー（0j）	粥（4） 鶏肉のすり流し（2-1） みそ和えペースト（2-1） うぐいす豆ペースト（2-1）
夕	ポカリスエットゼリー（0j）	ポカリスエットゼリー（0j） 豆乳プリン（1j）	ペースト粥ゼリー（1j） うめびしお（2-1） 豆腐のあんかけ1/3量（2-1） 市販水ようかん（1j） お茶ゼリー（0j）	粥（4） うめびしお（2-1） お麩入り茶碗蒸し（2-2） コーンポタージュ（2-1） 市販水ようかん（1j）

（ ）内：学会分類2013食事のコード

5 VF検査前の病棟看護師の役割

摂食・嚥下障害を起こす可能性のある患者さんを発見し，VF検査や摂食・嚥下リハビリテーションにつなげるためには，食事などの日常生活を観察するなかで，「誤嚥しているかもしれない」と気づくことが大切です．看護師に求められる，摂食・嚥下機能の低下を疑わせる状態を確認する手順について記します．

病歴を聴取する

現病歴，既往歴，脳血管障害や頭部外傷があれば，経過や障害部位，手術の既往，認知機能障害を含め詳細に情報を得ておきます．神経筋疾患では運動障害や疾患の進行度，内服薬，認知症の有無について確認します．頭頸部腫瘍では，腫瘍の大きさ・部位，手術，放射線化学療法の有無について情報を得ておきます[6]．誤嚥性肺炎の既往があると，咳反射の低下から誤嚥物を喀出する力が低下していることがあります．

摂食・嚥下障害を疑うおもな症状を確認する

摂食・嚥下障害を疑うおもな症状を表6-7に示します．これらの症状を本人や家族が自覚していないこともあります．看護師が意識的に症状を確認し，疾患と摂食・嚥下障害とを関連づけて把握しておきます．

摂食・嚥下障害に影響する要因を確認する

摂食・嚥下障害に影響する要因がないか，全身状態など，次に示すことを確認します．要因それぞれについてアセスメントして，誤嚥予防のための対策を考えます．

■認知機能障害

認知機能に問題が生じると，食べ物を食べ物と認識できない，食べ物を口に運んでも口を開けない，口に入れても含んだまま飲み込まない，咀嚼運動が始まらない，などが起こります．また，嚥下機能に合わせた摂取ペー

表6-7 摂食・嚥下障害を疑うおもな症状

・意識障害	・流涎
・食事中にむせることが多い．	・入眠中にむせる．
・食後にむせることが多い．	・繰り返す発熱
・咳や痰が目立つ．	・痩せてきた（体重減少）．
・咽頭の違和感	・脱水症状
・食物残留感	・食欲低下
・嚥下しづらい．	・食事内容の変化
・嗄声がある．	・食事時間の延長
・構音障害	・認知機能障害

表6-8 認知機能障害による摂食・嚥下に関する問題

失　語	摂食条件の指示を理解することが困難（言語理解・表出困難）
失　行	自力摂取が困難（道具の使用が困難）嚥下失行による嚥下困難
失　認	自力摂取が困難（視覚，聴覚，触覚などの理解ができない）
半側空間無視	食べ残ししやすい（おもに左側）．
記憶障害	摂食条件が覚えられない．食べたことすら忘れる．
注意障害	食事に集中できない．嚥下を意識することができない．
遂行機能障害	適切な食事摂取への影響（計画を立てて行動できない）
固執性	1点食いを起こしやすい．
意欲・発動性の低下	食事を食べようとしない．（自分で何もしようとしない）

（片桐伯真 著，才藤栄一，向井美惠 監：摂食・嚥下リハビリテーション第2版，p.298，医歯薬出版，2007より作成）

スや一口量が守れないなど，誤嚥しやすい食べ方をしたり，食事以外のものに気をとられて食事に集中できないことがあります．認知機能障害による摂食・嚥下に関するおもな問題について表6-8に示します．いずれも誤嚥のリスクとしてあげられますが，セラピストと協同して，患者さんが安全で安心できる食事環境を整えることが大切です．

表 6-9 嚥下に関連する加齢性変化

認知機能	・老人性認知症や脳血管障害によって集中力や注意力の低下があると，誤嚥しやすい食べ方をする． ・摂食意欲が減退する．
口腔機能	・歯の喪失や嚥下関連筋組織の減弱，舌萎縮，唾液分泌量の低下によって咀嚼機能が低下し，食塊を形成しにくい．
咽頭・喉頭機能	・舌の萎縮や咽頭収縮筋力の低下によって咽頭に食物が残留しやすい． ・喉頭の低位化により喉頭挙上や食道入口部開大が不十分となり，咽頭に食物が残留しやすい．
姿　勢	・円背により頸部が伸展し，嚥下運動がしにくい． ・筋力低下によって食事の体位が保持できない．
味覚の変化	・味蕾細胞の萎縮・減少により味覚が低下する． ・降圧薬や血糖降下薬などの服用による亜鉛の吸収阻害や口腔乾燥が味覚に影響を与える．
嚥下反射の低下	・口腔・咽頭粘膜の知覚低下，嚥下関連筋組織の減弱によって嚥下反射の遅延が起こる．
呼吸機能	・呼吸筋の筋力低下によって誤嚥時の咳嗽や喀出力が低下する．

（三鬼達人：エキスパートナース 26(2)：39-41，照林社，2010 より作成）

●加齢（老化）による変化

高齢者は，個人差があるものの，老化による筋力や感覚機能の低下により摂食・嚥下障害を起こしやすくなります．また，複数の薬を服用していることが多く，内服薬が嚥下機能を低下させている可能性もあります．歯の欠損による咀嚼能力の低下や，咽頭収縮力の低下から唾液や食物が咽頭に残留しやすく，誤嚥を起こしやすくなります．嚥下に関連する加齢性変化について表6-9に示します．加齢（老化）による誤嚥のリスクがあることを理解して情報収集を行い，安全な食事の摂取方法を検討する必要があります．

●栄養状態

摂食・嚥下障害をもつ患者さんは，飲み込みやすいものだけを食べるなど，摂取内容に偏りが生じたり，食欲の低下などから摂取量が減少し，低栄養や脱水を起こしやすくなっています．感染に対して抵抗力があれば肺炎を起こさない程度の誤嚥でも，栄養状態が悪く，体力や免疫力が低下していると肺炎を起こしやすくなります．さらに，低栄養に関連して，嚥下筋を含めた全身の筋力の低下があれば嚥下障害の原因の1つになります[9]．そのため栄養状態を把握し，体力・免疫力を良好に保てるような支援が必要です．栄養状態のスクリーニングには，簡易栄養状態評価法 Mini Nutritional Assessment-Short Form（MNA®，図6-40）などの有用な方法があります．

そのほか検査値として，アルブミン，ヘモグロビン，総リンパ球数，総コレステロール，BUN，クレアチニンなどの異常の有無も，低栄養を知る手がかりになります．

摂食・嚥下障害のスクリーニング

嚥下障害のスクリーニングは，誤嚥を診断するものではなく，嚥下障害を疑うかどうかを振り分けたり，嚥下障害の有無を検出するものです．そこで，陽性と判定された場合には，VE検査やVF検査による摂食・嚥下障害の確定診断検査が検討されます．

●質問紙

質問紙は，摂食・嚥下障害の疑いが有るか無いかを知るためのものです．ベッドサイドでできる簡単なスクリーニングの方法で，「聖隷式摂食・嚥下障害の質問紙」と「地域高齢者のための摂食・嚥下リスク評価尺度改訂版」などがあります．聖隷式摂食・嚥下障害の質問紙（表6-10）は15項目からなり，肺炎の既往，栄養状態，咽頭期，口腔期，食道期，声帯防御機構などで構成されています．質問項目のいずれかに1つでもAと回答があれば，「嚥下障害あり」と判定します．陽性判定であれば，

簡易栄養状態評価表
Mini Nutritional Assessment-Short Form
MNA®

Nestlé Nutrition Institute

氏名:

性別: 年齢: 体重: kg 身長: cm 調査日:

下の□欄に適切な数値を記入し、それらを加算してスクリーニング値を算出する。

スクリーニング

A 過去 3 ヶ月間で食欲不振、消化器系の問題、そしゃく・嚥下困難などで食事量が減少しましたか?
0 = 著しい食事量の減少
1 = 中等度の食事量の減少
2 = 食事量の減少なし
□

B 過去 3 ヶ月間で体重の減少がありましたか?
0 = 3 kg 以上の減少
1 = わからない
2 = 1~3 kg の減少
3 = 体重減少なし
□

C 自力で歩けますか?
0 = 寝たきりまたは車椅子を常時使用
1 = ベッドや車椅子を離れられるが、歩いて外出はできない
2 = 自由に歩いて外出できる
□

D 過去 3 ヶ月間で精神的ストレスや急性疾患を経験しましたか?
0 = はい 2 = いいえ
□

E 神経・精神的問題の有無
0 = 強度認知症またはうつ状態
1 = 中程度の認知症
2 = 精神的問題なし
□

F1 BMI (kg/m²) : 体重(kg)÷身長(m)²
0 = BMI が19 未満
1 = BMI が19 以上、21 未満
2 = BMI が21 以上、23 未満
3 = BMI が 23 以上
□

BMI が測定できない方は、F1 の代わりに F2 に回答してください。
BMI が測定できる方は、F1 のみに回答し、F2 には記入しないでください。

F2 ふくらはぎの周囲長(cm) : CC
0 = 31cm未満
3 = 31cm以上
□

スクリーニング値
(最大 : 14ポイント)
□□

12-14 ポイント: 栄養状態良好
8-11 ポイント: 低栄養のおそれあり (At risk)
0-7 ポイント: 低栄養

Ref. Vellas B, Villars H, Abellan G, et al. *Overview of the MNA® - Its History and Challenges.* J Nutr Health Aging 2006;10:456-465.
Rubenstein LZ, Harker JO, Salva A, Guigoz Y, Vellas B. *Screening for Undernutrition in Geriatric Practice: Developing the Short-Form Mini Nutritional Assessment (MNA-SF).* J. Geront 2001;56A: M366-377.
Guigoz Y. *The Mini-Nutritional Assessment (MNA®) Review of the Literature - What does it tell us?* J Nutr Health Aging 2006; 10:466-487.
Kaiser MJ, Bauer JM, Ramsch C, et al. *Validation of the Mini Nutritional Assessment Short-Form (MNA®-SF): A practical tool for identification of nutritional status.* J Nutr Health Aging 2009; 13:782-788.

さらに詳しい情報をお知りになりたい方は、**www.mna-elderly.com** にアクセスしてください。

図 6-40 簡易栄養状態評価表

前述の病歴や症状，全身状態などと合わせて情報を整理し，どのような摂食・嚥下障害かを推定します．

嚥下障害のスクリーニングテスト

嚥下障害の有無を検出します．質問紙と組み合わせることで，摂食・嚥下機能の低下や，嚥下の力量を推測するための有力な情報を得ることができます．スクリーニングテストには，改訂水飲みテスト（MWST）やフードテスト（FT）があり，患者さんの状態に合わせて活用します．もしも評価結果が陽性判定であった場合には，病態などから，障害されている機能にだけフォーカスするのではなく，良好な機能を引き出すことを考えます．「どうしたら上手く飲み込むことができるのか？」，たとえば，一口量を減らす，とろみをつける，リクライニング

表 6-10　聖隷式摂食・嚥下障害の質問紙（質問項目と回答，判定）

No.	質問項目	A	B	C
1	肺炎と診断されたことがありますか？	繰り返す	1度だけ	なし
2	やせてきましたか？	明らかに	わずかに	なし
3	物が飲み込みにくいと感じることがありますか？	しばしば	ときどき	なし
4	食事中にむせることがありますか？	しばしば	ときどき	なし
5	お茶を飲み込むときむせることがありますか？	しばしば	ときどき	なし
6	食事中や食後，それ以外のときも，のどがゴロゴロ（痰がからんだ感じ）することがありますか？	しばしば	ときどき	なし
7	のどに食べ物が残る感じがすることがありますか？	しばしば	ときどき	なし
8	食べるのが遅くなりましたか？	たいへん	わずかに	なし
9	硬いものが食べにくくなりましたか？	たいへん	わずかに	なし
10	口から食べ物がこぼれることがありますか？	しばしば	ときどき	なし
11	口の中に食べ物が残ることがありますか？	しばしば	ときどき	なし
12	食べ物や酸っぱい液が胃からのどに戻ってくることがありますか？	しばしば	ときどき	なし
13	胸に食べ物が残ったり，つまった感じがすることがありますか？	しばしば	ときどき	なし
14	夜，咳で眠れなかったり目覚めることがありますか？	しばしば	ときどき	なし
15	声がかすれてきましたか？（がらがら声，かすれ声など）	たいへん	わずかに	なし

※質問項目のいずれかに1つ以上Aと回答があれば，嚥下障害と判定する．

（大熊るり ほか：摂食・嚥下障害スクリーニングのための質問紙の開発，日本摂食・嚥下リハビリテーション学会誌 6(1)：3-8，2002 より）

位にするなどして再評価します．また，それらの工夫は，エピソードとして評価結果とともに記録に残しておきます．

「嚥下障害のスクリーニングテスト」の意義・方法などの詳細については，検査前の簡易検査の項（p.62）を参照してください．

これらの情報は，医師などほかの職種と共有することで，確定診断検査の際の一口量や姿勢，検査食の物性，嚥下手技にも活用される情報となり得ます．検査によって，より有効なリハビリテーションの手がかりを得るためにも，まず事前に患者さんの摂食・嚥下機能に関連した情報を整理し，共有しておくことが大事です．

参考文献
1) 馬場　尊：日本摂食・嚥下リハビリテーション学会誌 15(1)：99-100，2011
2) 藤島一郎，柴本　勇：動画でわかる摂食・嚥下リハビリテーション，p.28-30，中山書店 2004
3) 日本摂食・嚥下リハビリテーション学会医療検討委員会：嚥下造影の検査法（詳細版）日本摂食・嚥下リハビリテーション学会医療検討委員会2011版案：日本摂食・嚥下リハビリテーション学会誌 15 (1)：76-95，2011
4) 日本摂食・嚥下リハビリテーション学会医療検討委員会：日本摂食・嚥下リハビリテーション学会嚥下調整食分類2013：日本摂食・嚥下リハビリテーション学会誌 17 (3)：263，2013
5) 日本摂食・嚥下リハビリテーション学会医療検討委員会：日本摂食・嚥下リハビリテーション学会嚥下調整食分類2013：日本摂食・嚥下リハビリテーション学会誌 17 (3)：259，2013
6) 日本摂食・嚥下リハビリテーション学会 ほか編：日本摂食・嚥下リハビリテーション学会eラーニング対応 第3分野 摂食・嚥下障害の評価，p.3-4，医歯薬出版，2011
7) 片桐伯真 著，才藤栄一，向井美惠 監：摂食・嚥下リハビリテーション 第2版，p.298，医歯薬出版，2007
8) 三鬼達人：エキスパートナース 26 (2)：39-41，照林社，2010
9) 若林秀隆 著，藤島一郎 ほか編：Q & Aと症例でわかる！摂食・嚥下障害ケア，p.49，羊土社，2013
10) MNA® Mini Nutritional Assessment
11) 大熊るり ほか：摂食・嚥下障害スクリーニングのための質問紙の開発，日本摂食・嚥下リハビリテーション学会誌 6 (1)：3-8，2002

7 検査に際しての偶発症とその対応

VF検査は，誤嚥や窒息などの危険を伴います．ここでは検査前後の注意すべき事項について解説します．

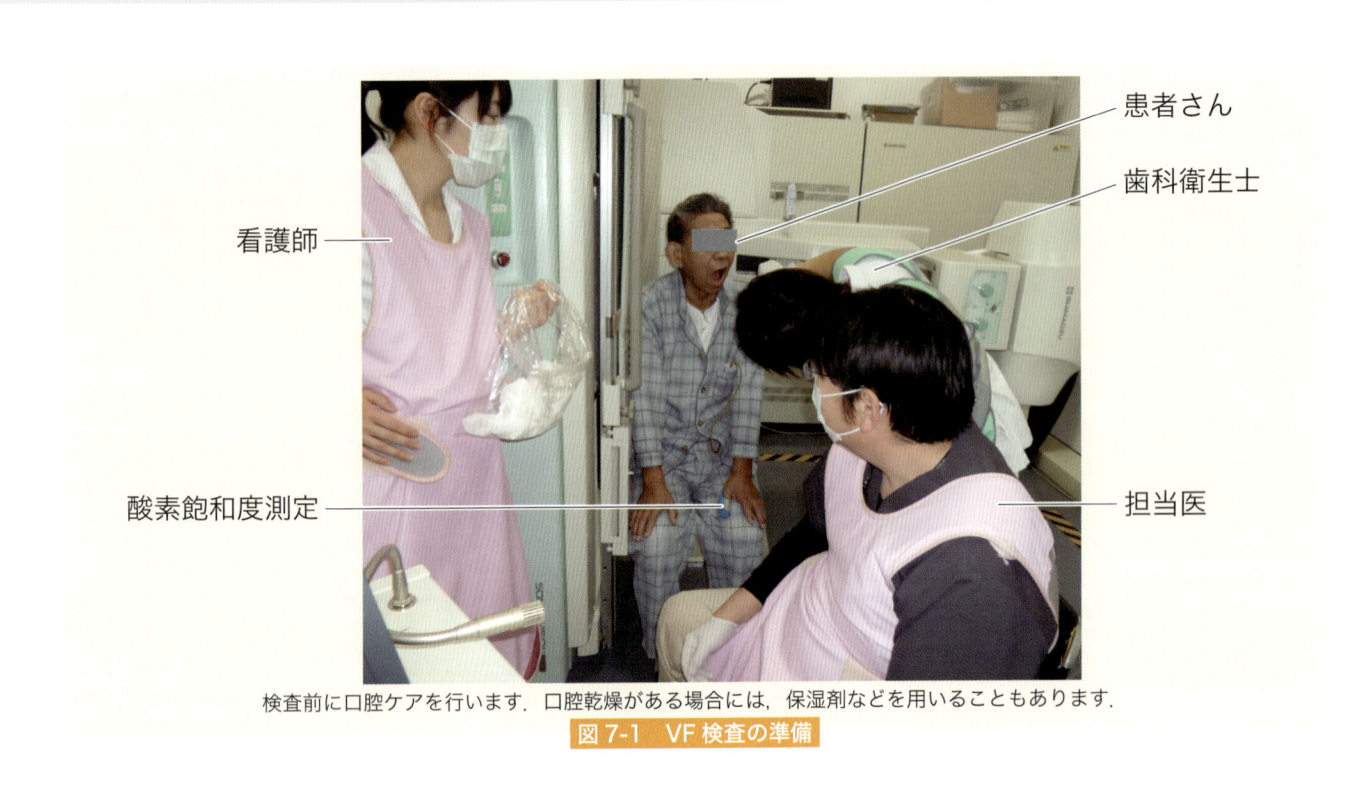

検査前に口腔ケアを行います．口腔乾燥がある場合には，保湿剤などを用いることもあります．
図 7-1　VF検査の準備

（看護師，酸素飽和度測定，患者さん，歯科衛生士，担当医）

検 査 前

　長期間，経口摂取が行われていなかった患者さんの口腔内は，唾液の粘稠性が強く，また，軟口蓋や舌などに舌苔や痰が付着していることがあります．筆者の施設では，検査を行う前に，歯科衛生士による口腔ケアを十分に行います（図7-1）．また，嚥下回数を増やすためにアイスマッサージなどで空嚥下を促し，誤嚥をしたとき排出できるように，事前に喀痰・排出訓練，咳訓練も行います．

　検査を行うにあたり，患者さんに，検査の目的や方法，検査で起こりうる合併症やその対応について説明を行い，同意書をいただくことをお勧めします．図7-2に示す同意書は，筆者の施設で使用しているもので，日本摂食・嚥下リハビリテーション学会ホームページ（www.jsdr.or.jp）からダウンロードし，一部改変したものです．

　病棟の患者さんについては，主治医に事前に検査の概

嚥下造影・同意書

【病名・症状】摂食嚥下障害〔　　　　　　　　〕

摂食嚥下障害とは，食べ物や飲み物が上手に飲めなくなる障害です．さまざまな原因で起こり，「脱水，栄養障害」「誤嚥，誤嚥性肺炎，窒息」などにつながることがあります．

【今回の検査目的】

現在の症状が食物の通路にどのような異常があって，どうしたらよいか必要な情報を得ることが検査の目的です．

【予定している検査の具体的方法】

X線検査で写るようにバリウムを含んだゼリーやとろみ水，クッキーなどを用いて飲み込みの様子を調べます．口から喉，食道へ食物がどのように通過するかなどがよくわかります．どの部分に通過障害があるか，また，誤嚥(肺のほうに食べ物が入ってしまう状態)などの様子もわかります．リハビリテーションで必要な訓練をその場で行い，効果をみることもできます．

【今回の検査に伴う合併症】

誤嚥，誤嚥性肺炎，適切な食事を判断するために，やむを得ず患者さんにとってむずかしい食物ならびに量をとっていただくことがあり，検査中に誤嚥が起こり得ます．まれに誤嚥による発熱，誤嚥性肺炎が起こることがあります．誤嚥が起こったら，ただちに吸引や排痰ドレナージなどの対応を行います．使用する食品にはバリウムという造影剤が混入されています．バリウム自体に毒性はありませんが，大量のバリウムが肺に入り残留すると，窒息や，まれに肉芽腫性肺炎をきたすことがあります．検査中の誤嚥は最小限にするよう心がけるとともに，誤嚥が起こったら，ただちに吸引や排痰ドレナージなどの対応を行います．X線を使用しますので被曝を伴いますが，通常の消化管検査の1/10程度です．検査は，被曝によるリスクよりも検査によって得られる情報の方が有用と判断したため行うものです．

上記について説明しました．　　年　月　日　　　　　　　　　　　　　　歯科医師

同席者上記説明内容に納得され，検査実施に同意していただけるようでしたら，ご署名ください．

患者署名＿＿＿＿＿＿＿＿＿＿＿＿＿＿＿＿＿印

ご家族署名＿＿＿＿＿＿＿＿＿＿＿＿＿＿＿印（患者との関係：　　　）

自治医科大学歯科口腔外科

図7-2　VF検査同意書

要を説明しておき，明らかに誤嚥が予想されるときは，誤嚥性肺炎の予防のために抗菌薬の投与を依頼します．

検査中

検査室に入ったら，心電図と酸素飽和度が測定できるようにモニターを準備します．また，吸引器もすぐに使用できるようにしておきます．なお，検査室担当看護師に待機してもらい，誤嚥や窒息など不測の事態に際し，吸引や救急処置がすみやかに行えるような体制を整えることが重要です（図7-3）．

検査中は，患者さんがリラックスできるように，常に話しかけ，いつもと同じ状態で経口摂取ができるように心がけます．検査の画像を患者さんと一緒にみながら，

図中ラベル:
- 患者さん
- 看護師
- 担当医
- 酸素と吸引器
- 歯科衛生士
- 心電図と酸素飽和度測定

嚥下障害のある患者さんは，嚥下時に酸素飽和度が低下することがあります．モニター下に検査を行い，すぐに酸素投与や吸引ができるような体制をとることが重要です．

図 7-3　検査時の風景

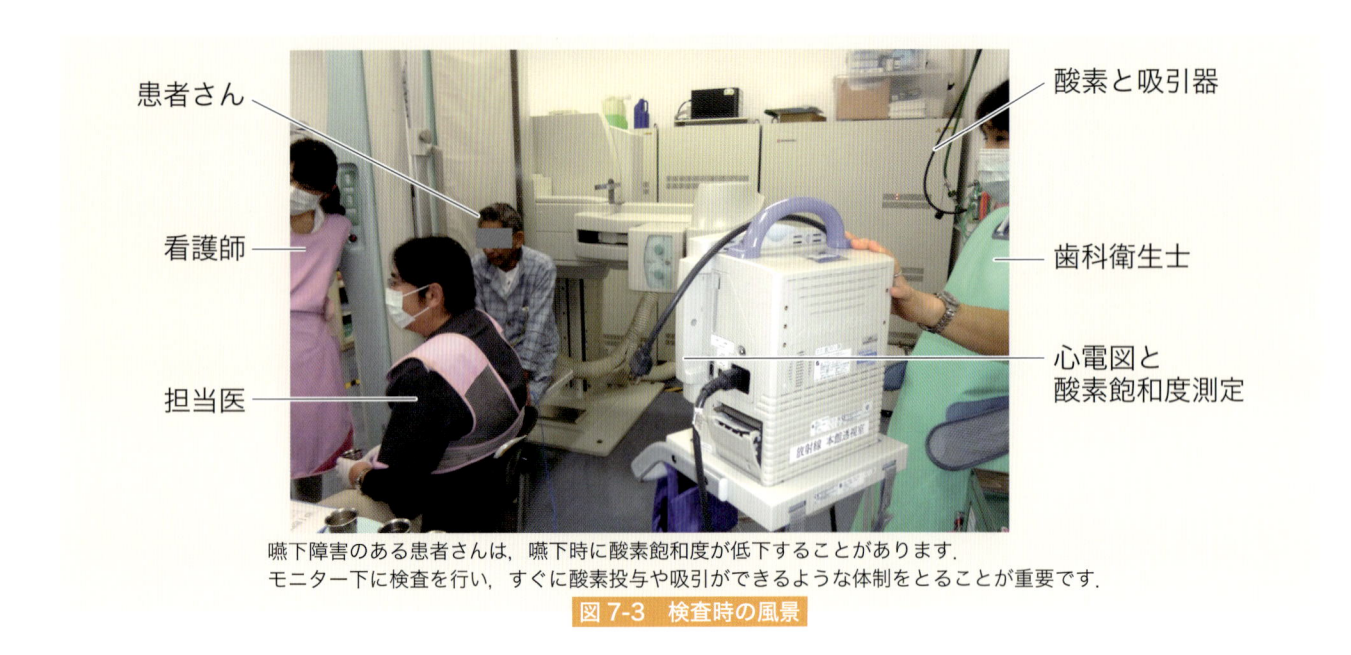

実際に起きている嚥下の状態を把握してもらうことによって，検査後のリハビリテーションに役立てることができます．

検 査 後

検査が終了したら，口腔内に検査食（模擬食品）の残渣がないことをしっかり確認し，含嗽を促します．また，喉頭蓋谷や梨状陥凹に検査食の残留がないことを，頸部聴診や透視画像で確認し，残存がみられたら，しっかり吸引することが大切です．検査中に誤嚥がみられたときは，単純胸部エックス線写真を撮影し，造影剤の肺野への侵入や誤嚥性肺炎の有無を確認します．

入院中の患者さんの場合には，病棟担当医に検査が終了したことを伝え，誤嚥が検査中にみとめられたときは，誤嚥性肺炎のリスクが高いこと，また，抗菌薬の予防投与の必要性について確認します．

VF 検査は，誤嚥性肺炎や窒息など重篤な合併症を引き起こす可能性のある検査です．検査にかかわるスタッフは，検査前から患者さんの情報を十分に共有し，常に不測の事態に備えられるように準備することが大切です．

おわりに

　VF 検査を有効に活用することは，嚥下障害の診断のみならず，適切な食品形態の選択，摂食時の姿勢や食具の調節，および訓練法の適否の評価などを通じて，患者さんに大きなメリットをもたらします．口腔から食道までの飲食物の流れ，ならびに舌，顎，喉頭蓋などの摂食・嚥下に関連する器官の運動を，途中で遮られることなく直視できる検査は，VF 以外にはありません．

　しかし，VF 検査にも放射線被曝というデメリットがあります．そのため，検査により患者さんの受けるメリットが，放射線被曝のデメリットを上回ると判断できる場合に正当化（容認）されます．誤嚥性肺炎は，生命の危険に直結します．誤嚥が疑われる患者さんの VF 検査をためらうべきではありませんが，目的（問題点）がはっきりしない状況で，定期的に VF 検査を繰り返すのは慎むべきです．また，放射線への感受性が高く，余命が長い小児の VF 検査は，さらに慎重に行う必要があります．なによりも，小児の家族への十分な説明と同意は不可欠です．

　われわれは，安全かつ有効な VF 検査が広く普及することを願い執筆しました．本書の内容を吟味していただくと，VF 検査の術式は 1 つではなく，それぞれの施設の，一人ひとりの患者さんのために，最適な検査をアレンジする必要性があることがご理解いただけると思います．最良の VF 検査を実施する道標として，本書が参考になれば，著者一同幸いです．

神部　芳則
勝又　明敏

索　引

ADL　78
best swallow　77
FPD 搭載の透視装置　17
Mini Nutritional Assesment-Short
　　Form（MNA）®　88
VE 検査　2, 59, 73
VF 検査　2, 8, 71
VF 検査食　82
worst swallow　77

あ
アイスマッサージ　79

い
息こらえ嚥下法　79
異常咽頭流入　53
医療ソーシャルワーカー　78
咽頭　4, 21
咽頭期　2
咽頭期嚥下遅延　54
咽頭腔の狭小　7

う
右側舌扁平上皮癌　36

え
エックス線検出器　8
エックス線発生装置　8
エックス線被曝　9
嚥下　2
嚥下移行食　85
嚥下造影専用椅子　19
嚥下練習食　85

お
オプチレイ®　13

か
咳嗽訓練　80
外側翼突筋　4
改訂水飲みテスト　63
下咽頭　3
下咽頭収縮筋　4

下顎骨　7
下顎歯肉癌　67
化学療法　49
ガストログラフィン®　12
仮声帯　5
簡易栄養状態評価表　88
簡易検査法　62
看護師　80
カンファレンス　77

き
記憶障害　86
気管　3
義歯　69
吸引　18
吸啜窩　5
凝固剤　14
胸部食道　5

け
頸部食道　5
外科用 C アーム型透視装置　17
言語聴覚士　76

こ
構音　26
口蓋　3
口蓋咽頭弓　3
口蓋垂　3
口蓋舌弓　3
口蓋扁桃　3
咬筋　4
口腔　2
口腔カンジダ症　65
口腔期　2
口腔ケア　64, 70
口腔前庭　3
硬口蓋　3
交互嚥下　46, 83
甲状軟骨　3
口唇　2, 3
口底　3
喉頭　5

喉頭蓋　3, 5
喉頭蓋閉鎖　7
喉頭蓋谷　3, 5
喉頭蓋谷残留　32
喉頭口　5
喉頭室　5
喉頭侵入　32
喉頭前庭　5
誤嚥　5, 21, 33
呼吸訓練　80
固執性　86

さ
酸素飽和度測定　90

し
失語　86
失行　86
失認　86
準備期　2
上咽頭　3
上咽頭収縮筋　4
障害児・者　50
上唇小帯　3
小脳・延髄梗塞　44
食事形態　82
食道　3, 5, 7, 22
食道入口部　4
食道入口部開大不全　34
食道癌　49
食道期　2
食塊通過　7
神経疾患　37
進行性核上性麻痺　45
心電図　92

す
遂行機能障害　86
水溶性モノマー　9
スポンジブラシ　68
スルーソフトリキッド®　14

せ

正常嚥下　31
声門　5
声門裂　5
脊髄性進行性筋萎縮症　46
舌　3
舌運動不良　52
舌骨　3, 7
舌骨下筋群　3
舌骨上筋群　3
摂食　2
摂食・嚥下のステージ　2
　　咽頭期　2
　　口腔期　2
　　準備期　2
　　食道期　2
　　先行期　2
舌突出（逆嚥下）　52
先行期　2

そ

造影剤　9
側頭筋　4
咀嚼　6
咀嚼筋群　4
　　外側翼突筋　4
　　咬筋　4
　　側頭筋　4
　　内側翼突筋　4

た

多系統萎縮症　48
多発性脳梗塞　42
単純胸部エックス線写真　92

ち

チームアプローチ　76

注意障害　86
中咽頭　3
中咽頭収縮筋　4

て

低浸透圧ヨード系造影剤　13

と

頭頸部疾患　36
透視画像モニター　8

な

内側翼突筋　4
軟口蓋　3

に

日本摂食・嚥下リハビリテーション学会　83
認知機能障害　86

は

パーキンソン症候群　47
肺炎　16
廃用症候群　43
バリウム　11
バリウム造影剤　11
バルーン引き抜き法　72
反回神経　5
半固形物　14
半側空間無視　86
反復唾液嚥下テスト　62
汎用型透視装置　17

ひ

非イオン性モノマー　9
鼻咽腔逆流　24
ビジパーク®　13
ビデオカメラ　19

ビデオタイマー　19
評価方法　20
披裂喉頭蓋ヒダ　5

ふ

フードテスト　64, 71
腹部食道　5
ブローイング訓練　79

ほ

放射線療法　49
保湿剤　68

ま

丸飲み　54

め

迷走神経　5

も

模擬食品　10

よ

ヨードアレルギー　16
ヨード系造影剤　9, 12

り

理学療法士　80
リクライニング位　79
梨状陥凹　4
梨状陥凹残留　33
輪状咽頭筋　4
輪状軟骨　3

編者略歴

神部　芳則　（じんぶ　よしのり）
- 1980 年　神奈川歯科大学歯学部卒業
- 1984 年　東京医科歯科大学大学院（医学部機能学系生化学）修了（医学博士）
- 　　　　 同大学　医学部生化学教室助手
- 1986 年　自治医科大学歯科口腔外科レジデント
- 1987 年　自治医科大学歯科口腔外科病院助手
- 1988 年　カリフォルニア州立大学フレズノ校研究員
- 1994 年　自治医科大学歯科口腔外科学講座講師
- 2005 年　自治医科大学歯科口腔外科学講座助教授
- 2007 年　自治医科大学歯科口腔外科学講座准教授
- 2009 年　自治医科大学歯科口腔外科学講座教授

勝又　明敏　（かつまた　あきとし）
- 1987 年　朝日大学歯学部歯学科卒業
- 1987 年　朝日大学歯学部助手（歯科放射線学）
- 1993 年　博士（歯学）取得
- 1996 年　朝日大学歯学部講師（歯科放射線学）
- 1998 年　朝日大学歯学部助教授（歯科放射線学）
- 2011 年　朝日大学歯学部教授（歯科放射線学）

はじめましょう 摂食・嚥下障害の VF 検査　CD-ROM 付き
2014 年 6 月 10 日　第 1 版第 1 刷発行

編　者　神部　芳則
　　　　勝又　明敏
発行者　木村　勝子
発行所　株式会社 学建書院
〒113-0033　東京都文京区本郷 2-13-13　本郷七番館 1F
TEL（03）3816-3888
FAX（03）3814-6679
http://www.gakkenshoin.co.jp
印刷製本　三報社印刷㈱

©Yoshinori Jinbu, 2014 ［検印廃止］

JCOPY 〈㈳出版者著作権管理機構 委託出版物〉
本書の無断複写は著作権法上での例外を除き禁じられています．複写される場合は，そのつど事前に，㈳出版者著作権管理機構（電話 03-3513-6969, FAX 03-3513-6979）の許諾を得てください．

【館外貸出不可】
※本書に付属の CD-ROM は，図書館およびそれに準ずる施設において，館外へ貸し出すことはできません．

ISBN978-4-7624-0691-1

歯科衛生士さんおすすめ！
がん患者さんの口腔ケアをはじめましょう

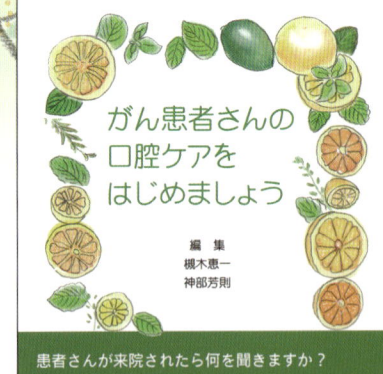

編集
神奈川歯科大学大学院口腔科学講座教授・歯学研究科長　槻木恵一
自治医科大学歯科口腔外科学講座教授　神部芳則

AB判 / カラー / 92頁 / 定価（本体2,500円＋税）
ISBN978-4-7624-0686-7（2013.10/1-1）

がん患者さんが来院されたときの対応，口腔ケアの方法を臨床で活躍する歯科衛生士がわかりやすく解説．

主要もくじ

1. 口腔ケアは，がん患者さんのQOLを高める
2. がんって，どんな病気？
3. 薬物による治療
4. 放射線による治療
5. 全身のがんの種類と特徴
   ―口腔ケアが大切ながん―
6. がん患者さんが歯科医院に来院したら何を聞きますか？
7. 周術期の口腔ケアのポイント
8. さまざまなセルフケア製品と選択法
9. がん治療に伴う口腔ケアの実際
   1. 放射線療法に伴う口腔粘膜炎
   2. 放射線療法に伴う口腔粘膜炎
   3. 化学療法に伴う口腔粘膜炎，口腔カンジダ症
   4. 化学療法に伴う口腔粘膜炎，口腔カンジダ症
   5. 放射線療法，化学療法に伴う口腔カンジダ症
   6. 口腔がんの治療に伴う嚥下障害
   7. 化学療法に伴う重度口腔粘膜炎による嚥下障害
   8. 放射線療法に伴う口腔乾燥症
   9. 舌がん末期の口腔ケア
   10. 化学療法に伴う口腔粘膜炎（がん終末期）
10. 口腔がん治療後の嚥下訓練
11. 終末期の口腔ケア
12. 周術期口腔機能管理

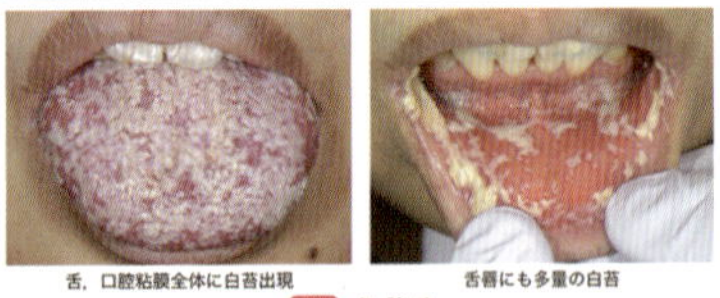

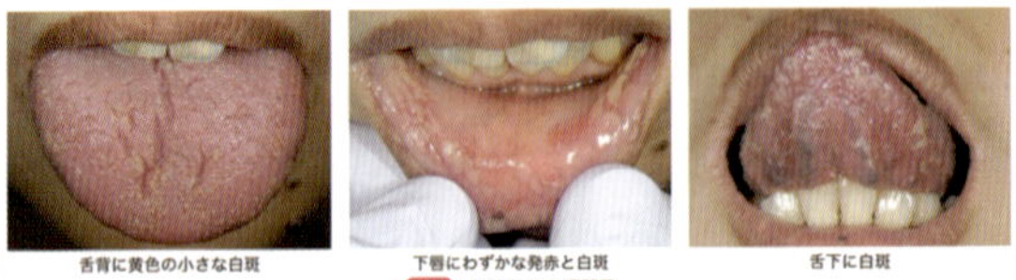

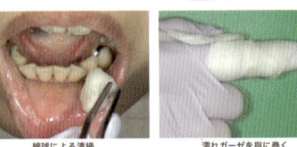

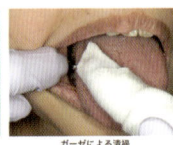